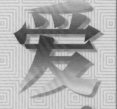

罕见病叙事医学

爱，有温度

张抒扬 刘薇 主编

周文浩 陈芳 张国君 傅君芬 沈琳 程南生 熊先军 副主编

清華大学出版社
北京

图书在版编目（CIP）数据

罕见病叙事医学：爱，有温度 / 张抒扬，刘薇主编；陈芳等副主编 . —北京： 清华大学出版社，2023.9（2023.12重印）

ISBN 978-7-302-64530-6

Ⅰ．①罕… Ⅱ．①张… ②刘… ③陈… Ⅲ．①疑难病—病案 Ⅳ．① R442.9

中国国家版本馆 CIP 数据核字（2023）第 167121 号

责任编辑：孙　宇
封面设计：吴　晋
责任校对：李建庄
责任印制：曹婉颖

出版发行：清华大学出版社
　　　　网　　　址：https://www.tup.com.cn，https://www.wqxuetang.com
　　　　地　　　址：北京清华大学学研大厦 A 座　　邮　　编：100084
　　　　社 总 机：010-83470000　　　　邮　　购：010-62786544
　　　　投稿与读者服务：010-62776969，c-service@tup.tsinghua.edu.cn
　　　　质量反馈：010-62772015，zhiliang@tup.tsinghua.edu.cn
印 装 者：河北华商印刷有限公司
经　　销：全国新华书店
开　　本：165mm×235mm　　　印　张：12　　字　数：184 千字
版　　次：2023 年 9 月第 1 版　　　印　次：2023 年 12 月第 2 次印刷
定　　价：99.00 元

产品编号：099440-01

摄 影 师：熊先军
病友姓名：于竣亦

"害怕"蛋白质的宝宝

于竣亦 出生十多天确诊为甲基丙二酸血症，与父母和姥姥同住。家庭没有稳定收入，患儿爸爸现在只是打零工，妈妈在家照顾孩子。患儿目前食用特奶、特食，服用药物左卡尼汀、精氨酸和谷氨酸，因是超适应证用药，医保不报销。患儿发育迟缓，平时定期接受康复训练，患儿月花费 7000 元左右。

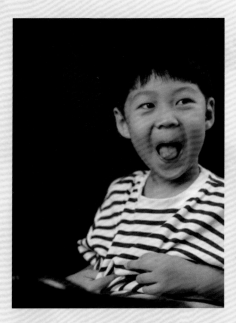 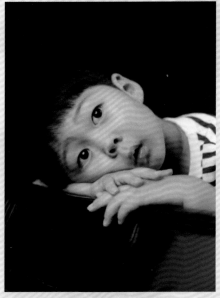

摄 影 师：熊先军
病友姓名：常秀枝

让"蓝唇人"自由呼吸

　　常秀枝　2013 年出现冒虚汗、浑身没劲、走路乏力、关节肿胀等症状，后确诊为干燥综合征，肺动脉高压 30mmHg。虽然谨遵医嘱，按时吃药，但还是出现胸闷、憋气、走路无力气、活动受限等症状。从 2013 年 12 月开始出现反复感染，使用大量激素导致身材变形，后来严重到不能随意走动，医生说只有 2.8 年生命期限，她也曾一度陷入焦虑和绝望，随着治疗的深入，身体状况恢复得越来越好，逐渐看到了活下去的希望。

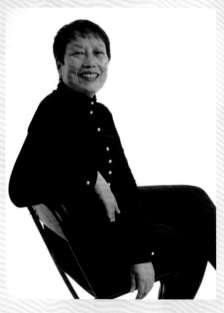
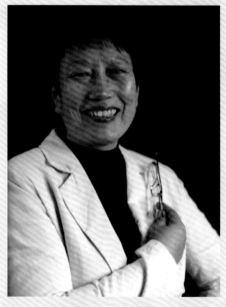

摄 影 师：熊先军

病友姓名：郑　芳

追梦的"铜娃娃"

　　郑芳　10 岁发病，先后出现腿疼、步态不稳、讲话不清楚、手抖等症状，误诊 7 年，17 岁才最终确诊为肝豆状核变性。因为疾病原因，初中辍学。经治疗后病情好转，参加了成人高考，读了大专及本科。照片拍摄时就职于广州市越秀区益友爱肝公益发展中心，从事财务工作。

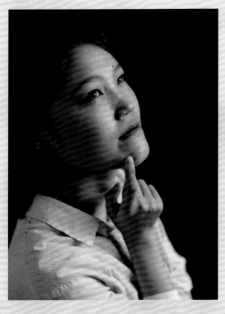
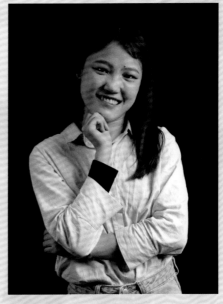

摄 影 师：熊先军
病友姓名：清 昭

让生命更有力

清昭 26岁确诊为重症肌无力，曾从事媒体行业，病后一度消沉，在母亲的鼓励下坚持治疗，后通过写作和组织网络公益活动走出黑暗的人生隧道。2006年起组织病友线下活动，2009年发生危象，在ICU抢救19天，在各届爱心人士的帮助中重获新生，后成立文字工作室助病友就业，2013年创办爱力关爱中心。目前构音障碍及吞咽困难的症状常反复，四肢肌力较稳定，服用溴吡斯的明、他克莫司、中药等。清昭告诉病友：每个人的生命经历都独特而宝贵，病人不是废柴，经历过的苦难让我们更柔善，也会帮我们活出另一种有意义的人生。

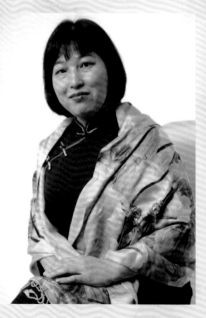
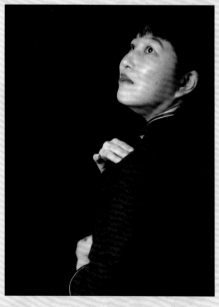

摄 影 师：熊先军
病友姓名：陈子建

贪吃的"小胖"

陈子建　出生后通过基因检测确诊为 Prader-willi 综合征，目前主要表现为生长发育迟缓、贪吃、情绪不稳定、智力低下，需要每天自行注射生长激素。家庭主要收入为爸爸的工作收入，2022 年生长激素纳入医保后，每月医保报销后需自费 1500 元左右，具体费用还会随年龄和体重的增长而增加。现在的子建已经到了上学的年纪，但目前没有找到愿意接受该孩子的学校，子建的家人正为此发愁。

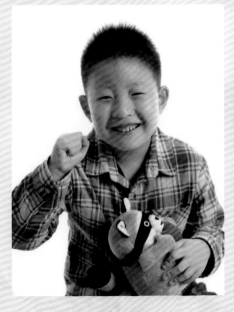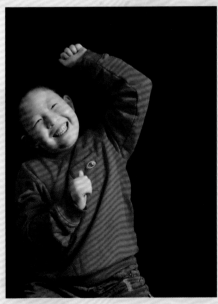

摄 影 师：熊先军
病友姓名：耿京博

无汗少汗、四肢剧痛的人生

　　耿京博　2014 年转诊多家医院，按慢性肾炎治疗，2015 年通过肾穿刺初步诊断为法布里病，直至 2016 年年初通过补充的酶活性和基因检测等一系列检测手段得到最终确诊。拍摄照片时他四肢疼痛需要吃止疼药，肾脏方面吃一些降低尿蛋白的辅助药物，因为治疗的特效药物价格十分昂贵且须终身服用，所以药物上市和纳入国家医保的过程异常艰难，直至 2021 年 12 月通过多方努力终于将特效药物成功纳入国家医保。

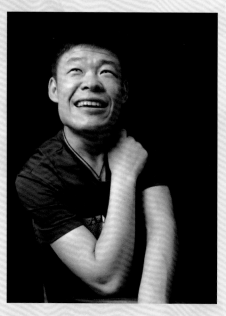
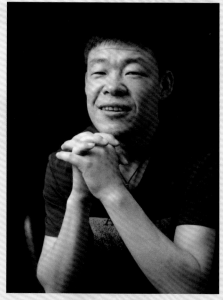

摄影师：熊先军

病友姓名：刘明生

反复出血的"玻璃人"

刘明生　1岁时确诊为血友病，自幼跟随家人寻求治疗，走了很多弯路，由于从小身体各处反复出血，导致关节变形残疾。2008年，血友病纳入当地居民医保后才开始按需治疗，才敢出去学习、工作，赚取杯水车薪的医药费。之后在民政救助、慈善补贴的帮助下实现了零自费，开始预防治疗，没有再轻易出血，过上了正常的生活。但随时可能发生外伤，致命的威胁永远存在，还有带来的疼痛永远无法恢复。

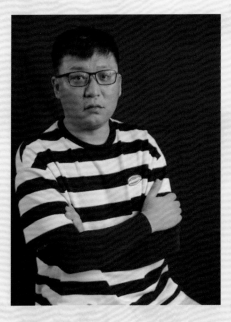
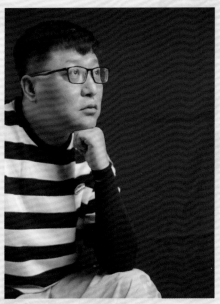

摄 影 师：熊先军
病友姓名：邓金鹏

不断拓展可能的 "糖宝宝"

　　邓金鹏　出生半年后，出现手指蜷缩难以伸直的症状，到学习走路时开始频频摔倒。2003 年通过基因检测确诊为黏多糖贮积症 I 型。五六岁时，全身的骨头越来越 "硬"，关节活动困难，腿开始畸形、走路无力。七八岁时，不得不坐上了轮椅。2010 年冬，他的身体状况急转直下，但强烈的求生欲望让他战胜了死神并变得更加开朗。坐轮椅十多年的他，每天在床边走上几十个来回，坚持打卡 2000 步。他也不断拓展生活的可能，喜欢拍些创意照片，喜欢看 F1 赛车、斯诺克等多项运动。

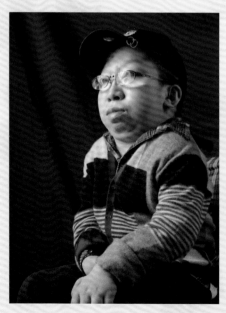 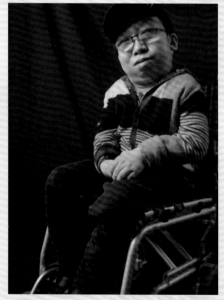

摄 影 师：熊先军
病友姓名：彭雨璇

几经误诊的腓骨肌萎缩症女孩

彭雨璇 23 岁，出生时一切正常，但渐渐发现与其他孩子相比，她不会跳跃、跑，到 5 岁左右双脚开始出现内翻，穿了矫正鞋，但效果不太好。2007 年 7 月到北京和上海就医，医生诊断为遗传性运动感觉神经病。2008 年做了软组织松解术，之后又因为内翻严重，矫正鞋很难穿上，于 2013 年再次做手术。高中阶段出现嗜睡情况（她同时患有另一种罕见病：发作性睡病），考试也会睡着，上大学后嗜睡的问题特别严重，另外出现呕吐症状，时好时坏。2017 年，基因检测确诊为腓骨肌萎缩症 1E 型，2022 年出现阻塞性睡眠呼吸暂停综合征。

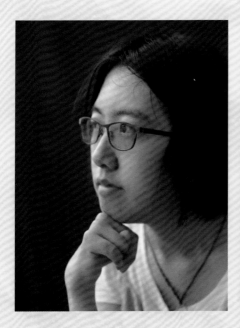
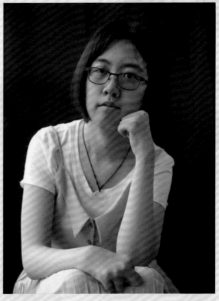

摄 影 师：熊先军
病友姓名：苏佳宇

两米高的贝斯手

苏佳宇 出生时被护士发现手指细长，自幼比同龄孩子高，直至 2007 年在运动后出现胸闷、气短症状，经过县医院和市医院诊断后确诊为马方综合征。到目前为止共经历三次主动脉大血管替换手术，全身主动脉大血管均是人工血管，累计花费近 30 万，其中自己负担大概 15 万元。毕业后开始进入公益行业，同时也在通过音乐的方式向公众传达类似于罕见病等其他面临病痛挑战群体的真实样貌。

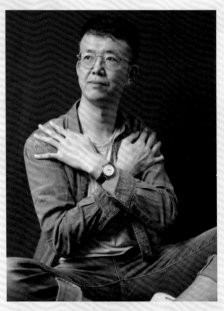
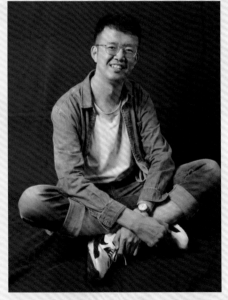

摄 影 师：熊先军
病友姓名：王 琳

"瓷娃娃"一样坚强

　　王琳 出生 18 天时发生第一次骨折，8 个月时确诊为成骨不全症。此后骨折十余次，成长过程中没有接受特别的治疗或康复方案。因为疾病影响，从小无法和其他小朋友一样上学，曾长期没有出过家门。她曾只能卧床，经锻炼可以坐轮椅出行、拄拐站立。平时服用钙尔奇 D 补钙，没有进行其他治疗。她作为大连残疾青年协会主席，组织了多项公益活动，目前她在北京从事罕见病公益支持工作，为广大病友奔走"呐罕"，她的丈夫也是成骨不全症患者。

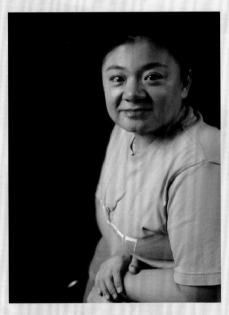
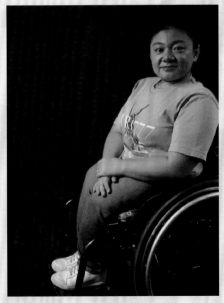

摄影师：熊先军

病友姓名：王 悦

视力向下　生命往上

王悦　与疾病并存 10 年，视神经脊髓炎患者。目前使用免疫抑制剂进行缓解期预防复发的治疗，每半年需要到医院输一次液。因为疾病多次复发，没有考进满意的学校，工作也不稳定，成了她最大的遗憾和担忧。目前病情控制得比较稳定，希望药物可以纳入医保，给患者的家庭减少一些经济压力。

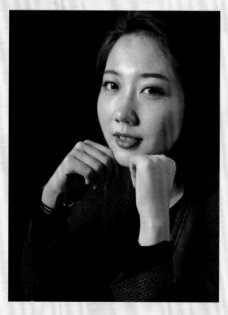
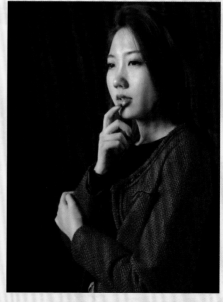

摄 影 师：熊先军
病友姓名：郑 嫒

"硬皮病"遮不住美丽的笑脸

郑嫒 1998 年出现皮肤紧绷、白斑等症状，后来被确诊为"硬皮病"。高中时，脸上出现红点、嘴唇变薄等症状。上大学后病情略有加重。大学毕业后，因病求职困难，于 2016 年创办了硬皮病患者组织，成为全职为病友服务的公益人。现在主要服用激素、中药、钙片等药物，每月医药费 2000 元，自己负担。硬皮病患者多为女性且影响容貌，会引发自卑、抑郁等情绪。郑嫒告诉病友：每一位硬皮病患者的笑容都很美，我们的人生，可以很灿烂。

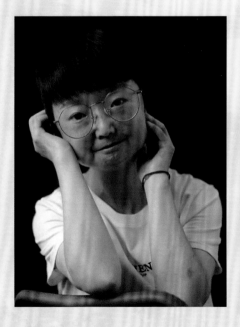 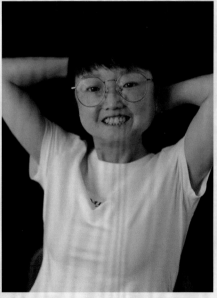

编 委 会

巩纯秀　朱惠娟　刘　丽　吴润晖

张松筠　陈晓波　赵重波　晋红中

顾学范　徐　雁　徐凯峰　商慧芳

秘　书　组（按姓氏笔画排序）

刘念启　闫　妍　李　涛　李柯欣

李秋雨　张姝蓉　郑佳音　翟　嘉

序 言

立秋的午后，我放下手中《罕见病叙事医学：爱，有温度》稿件，望着窗外，内心的波澜久久不能平复，阅读一个个同疾病抗争的故事，感受到不向命运屈服的力量。回忆着几年从事罕见病工作的路程，有过辛酸与苦楚，但更多的是支持、鼓励、赞扬与感动。身为一个老党员，我始终本着初心去推动罕见病工作，看到文中的 36 个故事，也明白自己坚持的意义。耳边萦绕起那熟悉而又亲切的声音："因为有爱，所以同行"。

在党和国家的高度关注下，虽然我国罕见病防治与保障事业取得了明显进展，但还是有很多人不了解罕见病到底是什么？罕见病是一类发病率、患病率极低的疾病的总称。全球已知罕见病达 7000 余种，且每年以新发现的罕见病达 250 ～ 280 种疾病数量增长。据估算，全球有 2.63 亿至 4.46 亿人受到罕见病的影响，其中我国约有 2000 万罕见病患者。2018 年 5 月，国家卫生健康委员会、科学技术部、工业和信息化部、国家药品监督管理局、国家中医药管理局五部门联合公布了我国《第一批罕见病目录》，该目录收录了 121 种罕见病，首次以目录的形式"界定"了罕见病，具有里程碑式的意义。

罕见病患者有各种各样的疾病情况和疾病损伤，通过《罕见病叙事医学：爱，有温度》这本书，让更多人能够看见他们的病症及所承受的痛苦，从而引起社会更广泛的共情。很多人一想到罕见病患者，就觉得他们肯定是消沉的、颓废的，不漂亮、不能自理，长得奇奇怪怪的……实际上不是这样的，有很多罕见病患者，他们跟我们一样，甚至比我们更积极、乐观，更爱美、爱生活。《罕见病叙事医学：爱，有温度》书籍中每个故事不仅包含专业的诊疗过程和疾病概述，让临床医生去认识罕见病，减少因误诊、漏诊给患者带来的伤害；而且更多的是每个故事后带给我们情感的慰藉和医患之间特殊的感情。一个平凡医生因为有爱，也注定他的不平凡，因为患者疾病的情况或喜或忧，我时常会看到一个医生因为没有能帮助患者而自责、悔恨，甚至偷偷流泪。那时我就在想，未来的他，一定会是好医生。

中国罕见病联盟组织编写《罕见病叙事医学：爱，有温度》的初心就是通过以医生的视角，借鉴文学的手法将医生诊治罕见病患者过程及专业性知识以故事形式叙述，体现中国罕见病诊疗特点、患者求医历程与医患共情的人文关怀。促进全社会更好地了解罕见病患者群体的处境与需求，传递中国医生以患者为中心，医患共同决策的理念与尊重患者、理解生命的人文关怀，推动全社会医患和谐相处的理念。

至此，我向参与书籍编写与审稿的张抒扬院长、刘薇院长、陈芳主任、张国君书记、沈琳院长、周文浩教授、傅君芬院长、程南生书记、熊先军司长、100余位投稿医生，20余位审稿专家及罕见病患者表达最真挚的谢意。是你们在繁忙的工作中抽出宝贵的时间来参与编写和审核工作，是你们对罕见病事业的无私奉献，才能让《罕见病叙事医学：爱，有温度》这本书得以出版。让我们看到的不仅仅是36个罕见病故事，是36个故事背后的患者和家庭。在医务工作者的笔下，让我看到医生与患者共同去面对罕见病，战胜罕见病的过程。从初识的陌生到熟悉的问候再到亲人般的无话不谈，一切都是最好的安排。

书中每一个宝贵的诊疗过程，正是人们与罕见病斗争的缩影，一个个故事冲击着我们的心灵。我坚信有国家的重视和全社会的关注，一定能早日实现罕见病的早发现、早治疗、可治疗、可管理、有药用、能负担的美好愿景。

伫立良久，思绪万千，因为有爱，所以同行。

是为序。

李林康

中国罕见病联盟执行理事长

前　言

我喜欢写作。当静下心来，将思绪与心情凝练、提纯，便能在字里行间留下深深浅浅的喜怒哀乐，而且这些印记不会因岁月风霜的洗涤斑驳褪色，反如陈年的酒，越积淀越醇香。

我喜欢绘画。在洁白的纸上，可以随手勾勒简洁或繁复的线条，留下纯粹或斑斓的色彩，堆砌缓慢或极速的时光，展示无法用语言形容的柔美或毫厘不差、细致入微的精准。

然而造化弄人，我却阴差阳错成了医者。作为专业是重症的儿科医生，要对人温暖，对事冷静，不仅应善于抽丝剥茧、做到心细如发，还需保持快速反应的能力，敢于果断处理。

于我而言，"医之道，始于慈悲，得于教育，成于勤勉，精于管理，立于科研"。绘画是生命的淡彩，阅读是生命的延展，写作是生命的重量，音乐是生命的韵律，医学是生命的原点……每当面临医学的艰辛与压力时，绘画能助力更为准确地了解身体的结构与病原体的复杂，阅读可以拓宽对生与死的认知和理解，写作能尽情抒发对生命的感悟，音乐则化解所有的失落与感伤。当文学、医学和美学碰撞时，生命也会随之变得精彩而不张扬，一如风动藤蔓、细嗅蔷薇，一如这部《罕见病叙事医学：爱，有温度》。

这是一部分别从医者口吻讲述、患者视角审视，罕见病接诊者及罹患者的心路历程之书。字里行间，你会看到，有这样一群人，他们生而不凡、难而不惧、哀而不伤，让我们体会"病，多疾苦"；还有这样一群人，他们不约而同、挺身而出、知难而进，让我们知道"爱，有温度"。

时至今日，大家都已知晓，国际罕见病日始于欧洲罕见病组织，于2008年2月29日发起。后来，全世界达成共识，将每年2月的最后一天定为国际罕见病日，值得关注的是，2008年的2月，其实是29天，也就是说，大约每4年，才会遇到一次这样特殊的日子。也正是这样的日子，彰显了设置它的初衷，旨在促进社会公众和政府对罕见病及罕见病群体面临问题的认知提升。

我们也知道，在提出国际罕见病日之前，罕见病患者其实一直出现在我们的日常诊疗之中，只是那时的他们，也许被称为"脊肌萎缩症""地中海贫血""尼曼匹克病"……也许被称为"染色体异常""基因异常""先天发育异常"……是的，他们一直都在，在默默地用自己的生命抗争命运，他们的家庭一直都在，在静静地尽己所能保护家人。很高兴现在无论是医学界还是社会，无论是政府还是社会团体，无论是科研机构还是企业，越来越多的人，开始了解罕见病、关注罕见病，甚至参与到对罕见病患者群体的帮助之中。

关于这部书，还有一个细节，那就是书的封面，有一只我绘制的金斑喙凤蝶。它第一次出现，是悄然立于我设计的天津市儿童医院（天津大学儿童医院）罕见病诊疗中心的 Logo 上。第二次出现，则是以"半翅"的立体图案顾影于专著《儿童罕见病诊疗与管理》（人民卫生出版社）的卷首。第三次出现，是以手绘的"破茧成蝶"三联图逡巡在专著《破茧——罕见疾病经典病例分享》（天津科学技术出版社）的封面。而这次，是它缱绻在《罕见病叙事医学：爱，有温度》的纸上。

据悉，金斑喙凤蝶是世界八大名贵蝴蝶之首，华丽高贵、光彩照人，甚为罕见，一直被世界上的蝴蝶专家誉为"梦幻中的蝴蝶"，1981 年广西金秀大瑶山自然资源考察中首次被发现，因极其稀少珍贵被列入中国《国家重点保护野生动物名录》一级。也正因如此，我总是喜欢将它的形象手绘于与罕见病有关的设计之中，借由它来表达"病虽然罕见，但生命依旧是如此美好"这一理念。

"有时治愈，常常帮助，总是安慰"，面对罕见病，医者的慈悲与不弃、患者的坚韧与不屈、家人的守护与不舍，终将凝聚成爱，让一切变得有所不同，因为"爱，有温度"。

刘　薇

2023 年 7 月 17 日

目　录

别样的女孩儿，一样的可爱

女孩和她的姐姐

故事概述

本文中的"小舒"是一名花季少女，由于男性化的外观、肥大的阴蒂和无月经初潮而在 16 岁时就诊，确诊为 21- 羟化酶缺乏症，经过糖皮质激素治疗，临床表现明显缓解、各项检测指标显著好转，小舒重新鼓起生活的勇气，笑迎风雨，憧憬着美好未来。

2023 年 1 月 7 日是一个忙碌如常的门诊日。

近期，因病毒感染，很多患者的复诊时间一拖再拖，真不知道他们现在的情况都还好吗？短暂的思绪被间断的敲门声打断，17 岁的小舒在姐姐的陪伴下走进诊室。

"张老师，我来了，您看我最近有变化吗？"小舒略带自信地说。

张医生仔细地观察着面前的女孩，和上一次就诊时相比，患者皮肤白皙了许多，脸上的"痘痘"也减少了，厚厚的 N95 口罩也难掩女孩的笑靥。

缘　起

2022 年 7 月，张医生在门诊第一次遇到小舒，尽管有母亲和"哥哥"的陪伴，小舒在诊室内仍显得紧张、拘谨、无助，坐立不安。

交流过程中，医生了解到母子 3 人此次就诊的目的是想弄清楚为什么已经 16 岁的小舒仍没有月经初潮，身高也比同龄人矮了一截，并咨询阴蒂切除矫正手术。

由于防疫要求，诊区内只能有"一医一患一陪护"，且考虑到为女孩进行专科查体时小舒的"哥哥"在身边并不方便，于是医生请他到门外等候，只留母女俩在诊室内即可。

没想到，小舒突然对医生表现出抵触情绪，烦躁不安，甚至想赶紧离开诊室。"哥哥"一边轻声安抚妹妹的情绪，一边向医生解释，母亲有重病在身，本来就离不开人，而妹妹年幼表述不清楚病情。经过综合考虑，医生最终同意他留下，于是"兄妹"两人的神情都放松下来，开始你一言我一语地介绍病史，妈妈也偶尔补充两句。

在询问病史时医生了解到，小舒是足月顺产，出生体重 3.0 kg，出生后未发现异常，但随着年龄增长，母亲在为其洗澡过程中发现孩子的阴蒂逐渐肥大，且近 3 年小舒的颜面、躯干等部位皮肤痤疮明显，并伴有多毛，腋毛、阴毛都较同龄人浓密。

小舒很小声地问了一句："主任，我都 16 岁了，还没有来过月经，这正常吗？"

直到问到家族史，医生才恍然大悟，原来小舒身边这位剃着小平头，身着黑色圆领衫和黑色短裤，个不高但看上去很强壮的"哥哥"并不是她的哥哥，而是她的亲姐姐。据了解，小舒的姐姐也出现过这些症状，并在 7 岁时接受了肥大阴蒂切除手术，术后半年使用口服药治疗（具体药物名称、剂量已经完全记不清），现已停药多年，未再服用。小舒的父母及其他亲属均没有出现过类似情况。

结合患者的病史，乔主任建议，先进行系统查体和相关内分泌血化验及影像检查。体格检查对小舒来讲是最难的一关，青春期少女的害羞和对未知疾病的恐惧让她显得局促不安，但在家人和医生的鼓励与劝说下，负责查体的两名女医生在独立的诊室内为小舒完成了查体。结果显示，小舒身高 157 cm，体重 63 kg，颜面皮肤重度痤疮，胡须明显，体毛浓密，乳腺未发育，胸肌发达，阴毛呈菱形分布，上限超过脐，阴蒂长约 3.5 cm。自带多普勒超声提示未见阴道、子宫和卵巢。

小舒是男孩还是女孩？如果是女孩为什么明显多毛、痤疮？为什么 16 岁没有月经初潮？她确实没有子宫和卵巢吗？患者自述尿液是由阴蒂排出体外，是否真的是这样？仅仅切除肥大阴蒂就可以解除她的苦恼吗？

对于这些疑问，医生和患者本人都想要一个科学、合理的解答，毋庸置疑，单纯切除肥大阴蒂仅仅能缓解当前的苦恼，而明确病因并采取恰当的治疗才可以解除患者一生的痛苦。

于是，小舒在姐姐的陪伴下办理了入院手续，到内分泌科进行系统诊治。

探　秘

患者入院后的第一件事，是明确性别。

医生为小舒进行染色体和 SRY 基因检测，染色体核型是 46XX，SRY 基因呈阴性，这便明确了小舒的女性性别。

第二件事是申请由内分泌科、超声医学科、泌尿外科共同会诊，确认小舒的女性生殖系统及泌尿系统是否健全，这对于妇科医生后期制定手术方案至关重要，关键在于是否需要阴道重建及尿道修复。

最终，经过专业细致的检查和多学科专家会诊讨论，专家们得出结论：小舒具有阴道、幼稚子宫和发育很小的卵巢，意味着在相关症状得到缓解及激素水平得以改善后，小舒或许会获得正常的生殖能力，且尿液也由尿道流出，无须进行重建。听到医生们的会诊结果，小舒露出了少有的笑容，姐姐脸上的愁云也被扫清了一半儿。

接下来，内分泌科医生对小舒进行了一系列的激素水平检测，结果提示，血清睾酮水平是正常女孩儿的 10 倍，这的确可以导致小舒颜面和躯干皮肤严重痤疮、多毛，表现出腋毛、阴毛和体毛较同龄人浓密以及阴蒂肥大。

那具体是什么原因导致小舒的血清睾酮水平如此之高呢？为了鉴别诊断，医生为她完成了多项检测，如甲状腺功能、葡萄糖耐量试验、血清胰岛素释放试验和肾上腺皮质激素水平，以及血清各种雄激素、雌激素水平等。

检查结果排除了多囊卵巢综合征、甲状腺功能异常和垂体疾病等，各项检查结果提示患者病根在肾上腺，肾上腺 CT 也显示双侧肾上腺明显增生，血清 17- 羟孕酮增高至正常上限值的 120 倍。疾病诊断越来越清晰了，致病的"真凶"慢慢浮出水面，考虑为先天性肾上腺皮质增生症中的 21-

羟化酶缺乏症。

为了更好地管理患者，准确回答小舒和姐姐关心的问题，在征得姐妹两人的同意后，医生为小舒完成了 21- 羟化酶缺乏症诊断相关的基因检测，小舒的检查结果是 CYP21A2 基因 Exon4 NM000500.9：C.518T ＞ A 纯合突变。小舒的诊断终于明确：先天性肾上腺皮质增生症、21- 羟化酶缺乏症、糖耐量异常。

医生耐心地向小舒和姐姐介绍了这个疾病的病因、病理生理、治疗方法以及遗传和生育问题，姐姐认真地问医生："小舒的高雄激素表现是否可以完全缓解？真的能有月经来潮吗？将来可以生育吗？子代的患病风险有多大？"医生对此均一一做了回答。

在姐妹俩办理完出院手续后，医生反复叮嘱小舒要保持健康的生活方式，一定按时服药，3 个月后需要复查相关指标。姐妹俩脸上充满喜悦，她们向医生深深地鞠躬表示感谢，满怀信心地期待着复诊时会有更多的好消息。

蜕　变

2023 年 1 月初，小舒终于在姐姐的陪同下来复诊了，眼见着一个小美女站在面前，医生差点没认出来。

查体时，小舒也能较之前更好地配合医生，虽然体毛没有明显减少，但是阴蒂显著缩小了，而众人期待的化验检测结果显示血清 17- 羟孕酮、雄烯二酮和睾酮都明显降低，促肾上腺皮质激素甚至已经下降到了正常水平。

在诊室里，看着越来越自信的小舒，医生们都感到很欣慰。

小舒是幸运的，有母亲及姐姐的疼爱和关注，不仅发现了她的异常发育，还能带她及时就医，从而较早地得到确诊，这些努力使小舒在成年后能结婚生子，过正常人的生活均成为可能。

据评估，小舒可以有月经来潮、可以生育，理论上评估生育典型 21-羟化酶缺乏症子代的几率是 1：120，采用辅助避孕药或联合抗雄激素药物可以治疗多毛症状。

听到这一个又一个好消息，小舒的姐姐终于如释重负，与此同时却又红了眼眶儿，她哽咽地说："我希望妹妹能像正常女孩那样生活，不要像我……别人经常分不出我是男是女，即使我再怎么坚强，偶尔也会感到自卑和痛苦啊……"

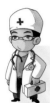

疾病概述

21- 羟化酶缺乏症（21-hydroxylase deficiency，21-OHD）是先天性肾上腺皮质增生症（congenital adrenal hyperplasia，CAH）中最常见的类型，是由于编码 21-羟化酶的 CYP21A2 基因缺陷导致肾上腺皮质类固醇激素合成障碍的一种先天性疾病，呈常染色体隐性遗传。典型患者可发生肾上腺危象，导致死亡；高雄激素血症使女性男性化，导致骨龄加速进展、矮身高以及青春发育异常，并影响生育能力。

恼人的字母病

一个遭遇 POEMS 综合征患者的新生

故事概述　　小王是千千万万中国老百姓的缩影，正处于青壮年的他是家中的顶梁柱，对生活充满希望，每天都在努力着。不幸的是他患上罕见的字母病，辗转于不同医院就诊，病情一波三折；而万幸的是通过多学科合作明确了他的疾病诊断，并通过自体干细胞移植后取得了较好的治疗效果。后期小王在门诊随访复查，基本恢复了正常的生活工作。所以，生活随时可能给人带来意想不到的烦恼，但我们应该心怀希望，抬头向前。

临近年关，货车司机小王反而更加忙碌，他灵活地攀爬上卡车卸载满车的货物。尽管倍感辛苦，但他总觉得这样的生活才充实且有盼头，也坚信日子总会越来越好。

38 岁的小王是一个皮肤黝黑、身材精瘦的中年男子，这是我见到他的第一印象。此时，他成了我作为神经内科医生的一个患者。陪他前来就诊的是他的妻子——一位微胖的女士，与他的黑瘦形成了鲜明的反差。见到我来到他的床旁，妻子连忙拿出一沓资料，看来他们是从当地医院检查治疗后又来我们医院的。

面对这一堆厚厚的材料和他们焦灼的表情，估计疑难问题不少，看来我又得动用更多的脑细胞了，在此之前，我必须认真听听小王到底经历了什么。

勤劳的小王是大货车运输司机，工作认真负责，对所运输的货物也非常上心，为了确保安全，常常自己上阵拆卸货物，因此虽然看上去个子不高、又黑又瘦，但其实都是精干的肌肉，而且非常有精神。

近几个月，具体什么时候真正开始的，他也不清楚，他感觉双腿慢慢变得沉重起来，走路时就像绑着两个沙袋，不过这并不影响小王的勤劳，他依旧每天在路途上劳碌奔波。直到有一天，他赫然发现自己竟然已经爬不上熟悉的大货车，这才意识到需要去看看医生了。在当地医院入住了神经内科，其后便有了妻子手上的那一叠检查资料。

小王提供的病情很简单，就是感觉双腿没劲但是可以行走。接过他妻子手上的化验单，我开始一张一张翻看着各种检查结果，期待能从里面找到蛛丝马迹。常规的血液检查基本正常，头颅核磁共振正常，胸部 CT 正常……直到看见肌电图提示四肢周围神经损害，脑脊液蛋白 1.2 g/L、细胞数正常，这才犹如在幽暗的隧道中窥见远处的一丝丝光亮。疑难病例有时就是这样，需循着丝缕微光，确定前进的方向。

翻到最后一页，是当地医院的出院证明，上面写着诊断考虑吉兰 - 巴雷综合征，周围神经损害 + 脑脊液蛋白细胞分离。是的，这个诊断似乎可以解释患者的上述症状，但直觉却告诉我，似乎哪里不对劲儿。

到底是哪里不合理呢？

虽然患者的检查结果看似符合吉兰 - 巴雷综合征，但其整个疾病的过程并不符合典型的吉兰 – 巴雷综合征（吉兰 – 巴雷综合征一般急性起病，出现肢体麻木或者瘫痪，通常 1 ~ 2 周症状达到高峰）。甚至小王自己都说不清楚从什么时候开始出现的双下肢无力，直到不能干活了才想起来看医生，这样看，慢性吉兰 – 巴雷综合征好像能更加全面地解释患者的症状。但周围神经病变的原因多如牛毛，从患者提供的病史以及既往检查等有限的信息，目前只能得到这样的初步诊断，看来我必须拿出神经内科全面体格检查这个杀手锏来辅助判断了。

将资料还给家属，示意患者平躺在床上，接下来我告诉他们需要为他做一次全面的专科体格检查。神经系统查体提示患者双下肢力量稍微减弱，没有敲出膝跳反射，这些也仅符合周围神经病的表现，没有意外收获让我微微感到有些失望。抬头望向小王，他那黝黑的模样总令人感觉颇有些别扭。货车司机风里来、雨里去，确实可能会晒得肤色深得发黑，但是等一等，这肌肤黑得为什么有些发光呢？

我立即掀开了患者的上衣，发现其胸腹部、手臂内侧、胳肢窝都是均一的黑色，乳晕就黑得更加夺目，按常理说，这些地方可不是容易被晒到的啊！灵光一闪，一串字母突然浮现在我的脑海，P-O-E-M-S？！这是由5个大写英文字母凑在一起的奇怪病名。那么小王的症状是否可以完全解释每一个字母的意义呢？我需要尽可能地在他身上找到其他线索。

现在，"P"多发性神经病，"S"皮肤变黑，这两个字母所涉及的内容也已就位，再看看"O"在哪里？虽没有消化科医生那样娴熟的手法，但是我仍然很肯定地在患者肋弓下缘触到了增大的肝脾，在腹股沟、锁骨上窝摸到了数枚肿大的淋巴结。剩下的"E"与"M"就得交给检验科的同志们了。性激素、甲状腺激素、皮质醇、血糖、血清蛋白电泳统统一起化验，同时请超声科老师验证我触诊手法的精确度，并看看是否有腹水。

正是一顿操作猛如虎，一如东风破迷雾。

2天内检查结果陆陆续续显示，不出意外，我又凑齐了另外两个字母，"E"内分泌异常（甲状腺功能、皮质醇激素），"M"血清固定电泳有M蛋白。超声提示患者确实存在肝脾增大，所幸还没有出现腹水。至此POEMS综合征诊断初步成立，如果要确诊，当然越多的证据越好，否则就容易出现冤假错案，所以还要为患者完善骨髓检查、淋巴结活检以排除其他浆细胞病。我联系了血液科病床，安排将患者进一步转入血液科进行专科检查，并持续关注着相关进展。其后，小王进行了颈胸腹部CT、骨髓穿刺、淋巴结活检、眼底检查，由于活检结果需要一定时间，所以他暂时出院去等待结果了。

日复一日，在繁忙的临床工作中我渐渐淡忘了这个患者。

这天，我收到血液科周医生的一条信息，告知小王在等待活检结果期间双下肢乏力加重，行走站立困难，血液科其他浆细胞病、淋巴瘤还并未排除，VEGF（血管内皮生长因子）也只是轻微升高，询问周围神经损伤是否还有其他可能的原因。

的确，周围神经病变的原因很复杂，当时为了排除鱼目混珠的疾病，我还为小王做了不少其他检查（叶酸、维生素 B_{12}、神经节苷脂抗体、节旁抗体、自身免疫抗体、血沉、风湿抗体、肿瘤标志物），均没有找到其他病因的依据，所以我表示不考虑其他原因。

在焦虑的等待中，小王的病情还在加重。我们每天下班后都会讨论一下这个患者的病情，仿佛在进行两个科室间的小型 MDT，同时期待着活检的结果。终于病理结果显示，淋巴结活检提示 Castleman 病表现。至此，尘埃落定，我们都觉得是时候该撸起袖子大干一场了。血液科的周老师快速制定出来那度胺＋地塞米松化疗方案，经过治疗，小王双腿无力的症状得到一定的控制，未再出现加重。

时间悄然流失，我又回归了每天接诊、查房，按部就班的生活。

一天晚上，我正躺着准备休息，手机连续"叮叮叮"响个不停。拿起手机，原来是周老师陆续发过来几张小王躺在床上的照片。瞬间困意全无，我一下子坐了起来，难道他这么快又不能走路了？！

情急之下，我赶忙向周老师询问具体情况，才得知患者化疗后病情得到了控制，由于其基础条件好、人也年轻，所以进一步选择了外周血自体干细胞移植。原来如此，我这才舒了一口气。

第二天我特地来到血液科，穿上隔离衣去看了小王，这次小王双腿的力量基本接近正常，甚至感觉他都没有以前那么黑了。我笑了，对他移植后的情况甚是期待，从此每天都会翻阅他的病历，以至于小王一发热我就心情紧张。这份关注一直持续到他顺利出院。

后来，小王再没有住院，他的后续情况无从知晓。

有时，我会想，不知道他是不是已经可以爬上大货车继续工作了呢？

那日正准备午休，"叮叮叮"，手机又响了起来，果然还是周老师的一连串微信，里面有小王出院时与血液科老师的合影，他的下肢无力症状已经缓解了 90%，我也为他良好的治疗效果感到欣慰。

照片上的小王似乎又白皙了一些，真好。

疾病概述

POEMS 综合征是一种罕见的单克隆浆细胞疾病。名称中的 5 个英文字母分别代表了疾病的 5 种主要表现，P：多发性神经病；O：脏器肿大；E：内分泌异常；M：单克隆免疫球蛋白；S：皮肤改变。

荆 棘 初 剪

Prader-Willi 综合征母源性同源二倍体小朋友的人生开篇

故事概述　　本文中患儿阳阳的父亲是一位曾屡立战功的退役消防战士，妈妈是位朴素的社会工作者，夫妻在 40 岁之前才有了第一个孩子。面对如此宝贵的爱情结晶，医患携手，共同努力，大家都希望更为有效的治疗手段能够早日引入临床，希望幸运能够眷顾这个家庭，让孩子未来的路上少一些荆棘。风雨过后，能够见到美丽的彩虹。

"清理气道、刺激后无反应……"

"吸痰器，准备球囊面罩接氧气。"

"呼吸有了，抓紧联系新生儿科！"

产科手术室里，经过紧张有序的抢救后，阳阳在家人和医护团队的期待下来到这个世界，随即带着并不规则的呼吸以及微弱的呻吟声被送进了新生儿内科病房。

"呼吸衰竭、新生儿缺血缺氧性脑病、新生儿湿肺、四肢弛缓瘫、左侧隐睾"，伴随诸多诊断，这个小男孩又开始了在新生儿科努力康复的征途。

经过紧急救治，孩子自主呼吸平稳，声光刺激反应尚可，哭声低，体重 3.63 kg。

"这孩子不会吃奶啊"，随着护士焦虑的话语，大家刚刚放下的心又一次悬了起来。

确实，医护们尝试了多次给他喂奶均不成功，且有频繁呛咳，每一次的喂奶过程都极其艰难，经常 30 分钟只能喂 10 mL 左右的奶水。为了保障营养供应，最后医生还是决定给孩子留置鼻饲管。

生命体征平稳、鼻饲可以保证入量，在产科与新生儿科医护人员的共同努力下，阳阳总算初步取得了阶段性的胜利。但是下一步该怎么办呢？凭着丰富的临床经验，新生儿科团队考虑，孩子的问题并不能简单地用围产期缺氧性脑损伤来解释。

孩子四肢肌张力低下、喂养困难，应注意寻找遗传学病因，特别是Prader-Willi 综合征（Prader-Willi Syndrome，PWS，OMIM 176270）和脊髓性肌萎缩症（Spinal Muscular Atrophy，SMA）。经过与孩子家属沟通，同意给孩子做基因检测，具体项目包括全外显子二代测序、PWS 相关的甲基化特异性多重连接探针扩增（methylation-specific multiplex ligation-dependent probe amplification，MS-MLPA），以及 SMA 相关的 MLPA 检测。

当阳阳达到 2 月龄时，生命体征平稳，鼻饲奶水可，遂转至我科进一步综合管理。

通过查体发现：孩子少哭少动且哭声低；四肢肌张力低下，自主活动少，但腱反射可引出；喂养困难，但有完整的吞咽动作，咽反射正常存在。此外，他还存在肤色白皙、头颅长、薄嘴唇及左侧隐睾等症状。

依据 PWS 的临床评分标准，阳阳符合 4 条主要诊断标准：婴儿期肌张力低下，吸吮无力；婴儿期喂养困难；特征性面容（婴儿期头颅长、杏仁眼、薄上唇）；发育迟缓。2 条次要诊断标准：婴儿期少动；皮肤白皙。总分 5 分，临床高度指向 PWS 的可能。

很快，MS-MLPA 结果显示：孩子 15q11-13 区域基因拷贝数正常，甲基化检测异常，提示母源性同源二倍体（uni-parental disomy，UPD），孩子最终被确诊为 PWS，且属于较为少见的母源性 UPD 类型。

我们和阳阳的父母进行了交流。从谈话中得知，孩子的父母因为工作的原因结婚比较晚，现在都已经年近 40 岁，阳阳是他们的第一个宝贝。阳阳的父亲是一位退役的消防战士，曾经屡立战功，至今身上还有当年抢险时遗留的伤疤。阳阳的妈妈前两次怀孕都自然流产了，自从这次怀上了阳阳，夫妻两人不敢有半点懈怠，经过小心休养和保胎，孩子终于得以出生，足见其珍贵。

我们向阳阳爸妈介绍了 PWS 的主要临床特征、近远期的功能障碍及目前的治疗现状，从他们的表情中可以看到痛苦、无奈、坚持和期望。阳阳父母表示愿意积极配合治疗。于是，我们为阳阳做了精神运动发育和吞咽功能的详细评估，并且围绕孩子全面性发育迟缓、吞咽功能障碍、营养风险等情况，制订了干预和随访计划。

Gesell 儿童发育诊断量表显示，阳阳在适应性、精细运动、语言能力方面均轻度发育迟缓，粗大运动功能中度发育迟缓，个人社交能力重度发育迟缓。Peabody 运动发育量表显示，他的粗大运动水平处于 P3 水平，精细运动水平相当于 P5 水平，整体运动水平处于 P3 水平。

吞咽功能方面，早产儿经口喂养评估量表 20 分（呈全身、口周、舌运动相关肌肉弛缓状态、吸吮次数减少且力弱）；口腔运动功能评价量表显示黏稠流质（9 分），奶瓶使用（8 分），均提示严重口腔运动缺乏；标准吞咽功能评价量表 33 分，吞咽功能障碍，吞咽相关解剖结构及功能未见异常，提示食欲障碍及厌食的可能性。营养评估，我们做了 STRONGkids 评分 3 分，提示中度营养不良风险。

目前阳阳年龄别身高、年龄别体重均处于 P25 水平。看来，现在他面临的最主要问题就是喂养困难。

PWS 患儿的喂养困难主要与肌张力低下导致的吞咽功能异常，以及体内激素水平异常（肥胖抑制素水平、非乙酰化胃饥饿素水平均升高）相关。

我们制订了针对性吞咽治疗方案：一方面因孩子口周及咽喉肌肉松弛，给予环咽肌神经肌肉电刺激治疗及标准化的口腔按摩治疗，改善吸吮及吞咽相关肌群的肌力及耐力；另一方面针对食欲障碍给予催产素喷鼻治疗，催产素短期重复鼻腔输注能够提高血液中的酰基化饥饿激素的水平，抵消非酰基化饥饿激素产生的厌食作用，从而增加患儿食欲，改善喂养。

综合治疗 4 天后，阳阳的喂养困难得到明显改善，已可饲配方奶约 180 mL/ 次，5～6 次 /d，每次饲奶时间均小于 5 分钟，这样的进步让阳阳父母脸上露出了难得的笑容。攻克喂养这一关，孩子就可以出院后继续在门诊综合治疗并随访了。

对 PWS 可能存在的远期功能障碍，我们制订了早期干预计划，并得到了阳阳父母的认可。基因重组人生长激素（rhGH）治疗可有助于肌肉组织发育、改善肌力、改善摄食能力并尽早纠正代谢紊乱情况，早期应用还可改善患儿的精神运动发育。在阳阳3月龄时，经过评估，我们即开始为他进行了rhGH治疗，并同时注意监测甲状腺功能及血糖等。

面对隐睾以及远期性腺发育不良问题，给予人绒毛膜促性腺激素（Human Chorionic Gonadotropin, hCG）肌内注射治疗，每次250 U，每周2次，连续6周，以改善性腺发育迟滞，促进睾丸下降。而对于四肢肌张力低下以及未来可能出现的精神运动发育迟滞，给予包括运动疗法、神经肌肉电刺激在内的综合康复治疗。具体训练内容包括视听觉诱导训练、四肢关节、仰卧位诱导抬头训练、放松性活动等，以助改善其精神运动发育。6月龄时，阳阳已能饲黏稠流质辅食，未再出现喂养困难及拒乳情况。

10月龄随诊，阳阳的身高为70 cm（P3-10），体重9.5 kg（P25-50），STRONGkids评分为0分（低度营养不良风险）。在应用rhGH治疗后，生长曲线有了明显上抬趋势。评估吞咽功能：早产儿经口喂养评估量表35分，可正常经口喂养；口腔运动功能评价量表显示黏稠流质2分，奶瓶使用0分，半固态食品0分（为新建功能），口腔运动功能显著进步；标准吞咽功能评价量表19分，提示已重建正常吞咽功能。他翻身灵活，端坐稳，可腹爬，双手可主动抓握玩具；追声灵活，能指认简单物品；可发元音及部分辅音。Gesell儿童发育诊断量表显示适应性、粗大运动、精细运动、语言发育均处于正常水平；个人社交能力轻度发育迟缓。Peabody运动发育量表显示粗大运动（P53）、精细运动（P61）、整体运动水平（P57）。

1岁6个月时，阳阳左侧睾丸仍未降至阴囊，在泌尿外科、麻醉科团队的精心手术和悉心照护下，孩子接受了左侧睾丸下降固定术，手术非常成功。

就这样，在阳阳父母不离不弃的坚持下，加上我们专业的诊疗、不懈的努力和关爱，阳阳的很多问题已经得到了解决，并对未来有可能出现的功能障碍进行了有益的预防性治疗。

目前，阳阳小朋友还在持续地治疗和随访中。

人生的旅途难免会遇到坎坷，在布满荆棘的路上，阳阳的父母没有抱怨和犹豫，而是选择了坚强与坚守，在为孩子求医的路上一直默默付出，也正是由于他们的努力，阳阳未来的道路荆棘初剪，一路向阳！

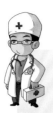

疾病概述

Prader-Willi 综 合 征（Prader-Willi syndrome，PWS） 是一种罕见的、涉及基因印记的遗传性疾病。该病的临床表现复杂多样，各年龄段的特点不同。主要临床特点包括严重的新生儿期肌张力低下、喂养困难、外生殖器发育不良，随后出现食欲亢进、病态肥胖、固执和脾气暴躁及学习障碍。

革 而 有 孚

X- 连锁无丙种球蛋白血症并发免疫性血小板减少症患儿诊疗思辨

故事概述

本文中同一家庭的两个男孩都确诊为 X- 连锁无丙种球蛋白血症，弟弟并发了免疫性血小板减少症。与其他患者不同，弟弟对于常规治疗反应差，在国内专家的帮助下，大胆尝试了免疫靶向治疗。经过长达两年多的治疗，这个患儿最终得到了完全缓解。而在这漫长曲折的治疗过程中，我从中获益匪浅，突破了自身对本病原有的局限、狭隘的理解，使自己得以成长。在此，衷心感谢患儿和他的父母，也感谢帮助过我的各位老师和专家。

《革：巳日乃孚，元亨利贞，悔亡。》

原发性免疫缺陷病是能引人深思，甚至启发哲思的一类疾病。今天所要提及的这个患儿，其出乎意料的临床表现打破了我的固有认知。闲暇之时反复琢磨，如果只用一个字概括，我觉得恰当者莫过于易经第49卦的"革"字。"革"乃变革之意，由百变的病情引发我们从被动应变到不泥成法，至以变制变，终于实现"君子豹变"。

一、初九：巩用黄牛之革。象曰：巩用黄牛，不可以有为也。

2018 年夏天一个寻常的工作日，大家一如既往地忙碌着，耳畔忽听护士大声说："大夫，又来新患者了"。

值班医生赶紧出去看患者，原来是一个 6 月龄的男孩，因为哥哥刚被确诊为"X- 连锁无丙种球蛋白血症（XLA）"，故而家属将他也带来做免疫学评估。XLA 是一种抗体缺陷的原发性免疫缺陷病，通常母亲为携带者，男孩有一半的概率会发病。虽然每月免疫球蛋白替代治疗可以维持很好的状态，但价格昂贵。现在哥哥已经患病，如果弟弟也被确诊，尽管有医保支持，对于普通收入的家庭来讲也会造成不小的经济负担。

很快为孩子完成抽血送检化验，同时我在心里默默祈祷，希望他的结果正常，不要再给这个不幸的家庭雪上加霜了。然而，事与愿违，检查结果证实弟弟也患有同样的疾病，真是"福无双至、祸不单行"啊。尽管于心不忍，我也必须将这个残酷的事实告诉这对年轻的父母。尽管小夫妻听闻后没说什么，但透过他们失望的眼神我还是看到了心存的侥幸被破灭后的那份沮丧之情。

"虽然两兄弟都患有 X- 连锁无丙种球蛋白血症，但这种病是原发性免疫缺陷病中比较好的一种，只要定期输注人免疫球蛋白，完全可以像正常人一样生活。而且现在医学进展非常快，也许过些年，基因治疗就可以被用于临床，到那时就能完全治愈了。"我尽量用温和的语气向家属交代病情，让他们看到希望。

不知是我的话起了作用，还是潜意识里他们其实已经做好了最坏的打算，短暂的沉默之后，他们对我说："好的，医生，我们一定会坚持治疗的。"

二、六二：巳日乃革之，征吉，无咎。象曰：巳日革之，行有嘉也。

就在我以为事情将会朝着我预期的方向发展时，老天爷似乎觉得对这对年轻父母的考验还不够，又给出了新的难题。

弟弟并没有像哥哥或其他大多数患儿那样顺利成长，而是出现了皮肤黏膜出血疹伴血小板数目减少。在血液科，孩子被诊断为"免疫性血小板减少症"。

儿童的"免疫性血小板减少症"并不少见，病因不明，但常由感染、疫苗或其他因素诱发，多数患儿给予人免疫球蛋白冲击后血小板很快升至正常，部分需要加用短程激素，只有少数会发展为难治性病例。

但这个宝贝似乎总是不受命运的眷顾，尽管给予足量人免疫球蛋白冲击治疗后好转，但他的血小板很快又会下降。我们进一步完善了骨髓、血液等相关检查，结果仍提示"免疫性血小板减少症"。

此后，他的血小板反复下降，而且间隔的时间也越来越短。虽然人免疫球蛋白治疗有效，但剂量和给药频次远远超过了疾病本身需要的替代剂量，这不仅大大增加了经济负担，频繁的住院也严重影响了全家人的正常生活。

三、九三：征凶，贞厉；革言三就，有孚。象曰：革言三就，又何之矣！

原发性免疫缺陷病易并发自身免疫现象或疾病，以免疫性血细胞减少比较常见。但 X- 连锁无丙种球蛋白血症是抗体缺陷病，理论上不易出现抗体介导为主的自身免疫病。难道他还同时携带了先天性血小板减少的突变基因？

为了弄清原委，选择最佳治疗方案，我们又给患儿进行了全外显子筛查，不过没有发现和血小板减少相关的基因突变。我也进行了相关文献检索，仅查到这个病出现一过性血小板减少的报道，通常有明确的感染作为诱因，多可自限，或仅给一次人免疫球蛋白即可缓解，并没有像我们这例患儿一样频繁出现无明显诱因的血小板减少症状。

尽管我对于患儿血小板减少的原因很是疑惑，但眼前最紧急的是要解决问题，实施有效治疗，即在原发性免疫缺陷病并发炎症或自身免疫病时需要激素和免疫抑制治疗。于是，我和家属进行了充分沟通后给患儿加用了激素，之后孩子的血小板数得到明显提升。但这时家属已经开始对患儿超出预期的并发症和激素的使用表现出了担忧，希望能到更权威的医院去看看。我虽有些郁闷，却也能理解家属焦虑的心情，同时陷入自己不能给患儿更好治疗的自责之中。

四、九四：悔亡，有孚改命，吉。象曰：改命之吉，信志也。

几个月后，就在我几乎要忘记这个患儿的时候，父母又带着他找到了我。

看到宝贝身上新鲜的出血点，我预感到情况不太妙。果然，孩子的父亲告诉我，他们去了别的医院，又做了一些检查，仍没有发现新的线索。在此期间，由于没有定期复诊且自行减停了激素，导致患儿的血小板数目持续减低并伴有皮肤黏膜出血，虽然间断给予人免疫球蛋白治疗，但血小板数目仍低于正常，情况似乎比之前更糟糕了。

一方面感动于家属来找我，这是对我的信任，同时也为他们没有找到更好的治疗方法而惋惜。幸运的是，患儿对激素仍然敏感，再次加用激素后血小板数暂时升至正常。只是麻烦并没有走远，患儿呈激素依赖，只要稍一减量，血小板数目就不能维持。这时的我也焦虑起来，对这么小的孩子来说，长期大剂量地使用激素会导致严重的副作用，况且此时患儿已开始出现了库欣面容。

我们请教了血液科，对于难治性免疫性血小板减少症，有好几种二线或三线的药物可以选择，但对这个孩子，我们不敢冒这样的险，因为一旦失败将导致更严重的免疫抑制，甚至有可能发生致死性感染。我们必须权衡利弊、慎重选择。回想起孩子刚确诊时我的乐观态度，我开始有些害怕面对家属，因为看着他们求助的眼神我却无能为力，而当时怎么也想不到会遇到今天的困境。

五、九五：大人虎变，未占有孚。象曰：大人虎变，其文炳也。

正好此时要召开一个全国免疫缺陷病会议，我的上级医师推荐我将这个疑难病例拿到大会上讨论。参会的专家们进行了认真讨论，并且得到初步共识：患儿残存的一小部分异常的 B 细胞可能是导致血小板减少的罪魁祸首。这类情况临床虽然罕见，但机制上完全解释得通。后来，根据讨论的结果，我们尝试了靶向治疗方法。

为了减少激素的副作用，我在将患者的血小板维持在正常数值一半（这个数值一般不会出现严重出血）的前提下，对激素进行缓慢减量，并尽可能延长人免疫球蛋白的输注间隔，以降低患儿家属的经济负担。确实，频繁的住院已使这个家庭陷入了经济拮据，为了进一步帮助他们渡过难关，我让家属在就近的医院监测血常规、静脉滴注人免疫球蛋白（当地医保报销比例高），而我则通过微信和电话指导他们如何将激素减量，以及调整人免疫球蛋白的剂量和给药时间。

不幸中的万幸，在给予大剂量激素治疗期间，患儿几乎没有出现感染，这可能也和频繁地输注人免疫球蛋白有关。

六、上六：君子豹变，小人革面；征凶，居贞吉。象曰：君子豹变，其文蔚也；小人革面，顺以从君也。

漫长的 5 个月过后，孩子的血小板数目开始上升，这让我们看到了真切的希望。

至 2021 年 11 月，宝贝的血小板数持续稳定在正常范围，激素顺利减停，人免疫球蛋白也恢复到正常替代治疗，截至目前没有复发。我把他的病例写成个案研究，发表在 SCI 期刊《*PLATELETS*》上，以期为更多的同道和相似的患儿提供可借鉴的经验。

回顾这例患儿，孩子的治疗得到了领域内专家的帮助，而我也从中获益匪浅。正是这个从治疗开始对其罕见并发症的疑惑，到后期逐渐理解和认识的过程，促进了我对"X-连锁无丙种球蛋白血症"并发自身免疫病的发病机制的探索。

《序卦传》称："井道不可不革，故受之以《革》。"

管理要想持续得井然有序，就需要不断地变革创新，这就是始终处于变革创新的井道管理。每件事物的发展，都会随着时间的推移变化，一旦思维慢慢变得僵化，思考也会随之消极，这时就应及时进行变革创新，积极发挥主观能动性，打破程式化思维，让行为与思考变得积极主动。临床思维尤应遵循这一规律，这一病例的诊疗经过更是充分地体现了这一点。

1881年天津医学馆成立时曾有这样一副对联，"为良相，为良医，只此痌瘝片念；有治人，有治法，何妨中外一家"。时至今日，我们新时代为医者都应共勉，并努力去做到。

疾病概述

X 连锁无丙种球蛋白血症（X-linked agammaglobulinemia, XLA）是由于人类 Bruton's 酪氨酸激酶（BTK）基因突变，使 B 细胞系列发育障碍，从而导致血清免疫球蛋白水平降低或缺失，感染易感性增加的一种原发性体液免疫缺陷病，为原发性 B 细胞缺陷的典型代表。

圆 满 重 生

致谢罹患半乳糖血症的圆圆和满满的哥哥、姐姐

故事概述 面对新生儿死亡，这是一个沉重的话题，对每一个家庭来说都是一场灾难，对每一个医生来说也都是痛苦的经历，代谢筛查和基因检测的发展是医学的一大进步，运用先进的科学技术不仅能帮助家长找到疾病元凶，还能产前诊断帮助出生健康的孩子！谢谢圆圆和满满的哥哥、姐姐！

2018 年春天。

那是一个阳光明媚的下午，圆圆的妈妈来到杨老师的特需门诊候诊区，当看到我从诊室出来向其他患者交代完病情后，她面露喜色地拉住了我："医生，我又怀孕了，杨教授说如果怀孕了要来找她做产前诊断，请你帮忙问一下杨教授，可否给我加个门诊号？"

一般情况下特需门诊是不加诊的，因为患者都是提前预约的，但对于需要产前诊断的患者则例外，因为谁也不知道她们什么时候会怀孕，所以根本无法提前预约。当"先证者"的妈妈怀孕 3 个月时，可直接来门诊预约产前诊断方面的相关检查及产科方面的手术事宜。

"我现在怀孕 3 个月，准备预约产前诊断。"圆圆妈妈继续补充道。

"'先证者'病因明确吗？杨老师之前诊断过吗？有检查报告吗？"我赶忙追问。

"病因明确，就是杨教授帮我们找到的病因，对了，有报告的，我还保存着呢。之前通过产前诊断有了一个健康的孩子，已经 4 岁了。这次怀孕了，还想再做产前诊断呢。"她认真地说。

我迅速回到诊室请示了杨老师，负责加诊的医生也给予了合理的就诊安排。

产前诊断是特别严谨的工作，它关乎着未来宝宝是否健康，妈妈是否应当继续妊娠，医疗团队还要负责培养细胞，反复研究验证。这里有些小遗憾，那就是，并非所有需要产前诊断的患者医生都能帮助他们做产前诊断，如果"先证者"病因不明确，是无法做产前诊断的；而如果不是医生亲自诊治并明确的家系，产前诊断也是不敢做的。

"先证者"的详细病史资料是必要的，在产科预约好产前诊断手术日后，我继续病史问询。

圆圆是妈妈的第 3 个孩子，也是他们家通过产前诊断后出生的第 1 个宝贝。圆圆出生时一切正常，是小女孩，生后免乳糖饮食，现在 4 岁半了，发育均正常。

与之相反，圆圆的哥哥—圆圆妈妈的第 1 个孩子就没那么幸运了。他生后半个多月便出现腹胀，没有呕吐，大便稀且次数多，每天 5 ~ 6 次，进乳尚可，在家中自行喂养观察。20 余天时因足底血筛查怀疑苯丙酮尿症，至当地妇幼保健院复查，结果发现孩子反应差，皮肤黄染，腹部膨隆，肝大，肌张力低下，原始反射弱，立即安排住院治疗。完善辅助检查，提示肝功能异常。腹部 B 超显示大量腹水、肝硬化、双肾损害，心脏卵圆孔未闭，多脏器损害……最终病因诊断不明确，对症治疗效果不理想，于两天后夭折。

圆圆的姐姐，是妈妈的第 2 个孩子，又重蹈覆辙。在生后 10 余天，因"发热、反应差、呼吸快"到当地医院就诊，按"新生儿感染、新生儿消化道出血、先天性代谢病"治疗，血生化检查示低血糖、高胆红素、尿半乳糖升高，怀疑"新生儿肝内胆汁淤积症"，经对症抗感染、退黄、补液等处理效果差，半个月时也不幸死亡。

先后两个孩子的离世，令家庭痛苦得血泪交流，更成了一家人的灾难。即便是事后回想，也依旧会让人肝肠寸断吧，但产前诊断是为了重生健康宝宝，我们不得不再次详细地询问既往病史。毕竟已间隔了 8 年多的时间，很多具体事项圆圆妈妈也记不太清楚了。幸亏她提前准备了复印病历，省去了很多直接面对面的问诊，降低了很多关于孩子夭亡留下的不良感受，而且详尽的住院病历为我们呈现了更多有价值的细节。同样，经过了多次生离死别的历练，圆圆妈妈也变得更加坚强，她平静地面对病史询问，并没有表现出特别的忌讳，因为毕竟圆圆是健康的，所以她相信医学、相信科学，相信医生能帮助她。

圆圆是第 3 胎，她的到来还要感恩于姐姐遗留下来的"脐带痂"。在第 2 个孩子出生时，圆圆妈妈曾很细心地将它保留了下来，没想到这回还真派上了大用场。研究员拿它与圆圆父母的血一起进行了基因检测，一下子找到了圆圆哥哥和姐姐的死亡病因，GALT 基因变异，而这也为圆圆的健康出生提供了强有力的产前诊断依据。真没想到，一枚小小的脐带痂在关键时刻起到了这么大的作用，可谓"一痂定乾坤"！夺走圆圆哥哥和姐姐宝贵生命的罪魁祸首最终被确定为"半乳糖血症"。

在家人们的殷切期盼中，漂亮的圆圆出生了。面对来之不易的宝贝，圆圆妈妈严格执行着医嘱，免乳糖饮食喂养，即便在月子里也对她珍惜备至、照顾有加，满月后便及时带她到医院就诊，检查尿半乳糖。结果显示，孩子的化验值处于正常范围，这也进一步证实了圆圆是健康的宝贝，这下妈妈揪着的心终于可以放松了。8 月龄复诊时发现孩子的肝功转氨酶稍高，考虑可能与饮食有关，妈妈进一步严格把关圆圆的食物，又过了 1 个月复查，肝功正常。4 岁时再次复诊，肝功转氨酶依旧正常，圆圆的生长发育同正常同龄儿。

这次，圆圆妈妈在孕 3 个月，准备生第 4 胎时，拿着之前特意留的联系方式，安排好其他事宜，满怀着希望与期待，抱持着信任的态度，再次主动前来就诊，完成产前诊断，这是多么聪明而富有智慧的做法啊。

1 个半月后，圆圆妈妈按照约定再次来院复诊，顺利行产前诊断手术及相关代谢检查。2 个半月后产前诊断结果提示未见异常，她满心欢喜地回家养胎待产。

2018 年的秋天是收获的季节。满满出生了，这是圆圆妈妈的第 4 个孩子。满月后，圆圆妈妈寄来了满满的化验标本，尿代谢检查没有发现明显异常，于是继续给满满免乳糖喂养。1 岁的满满经当地医院检查，身高、体重、智力发育都正常，肝功能也正常。2022 年暑期，满满 3 岁半了，再次门诊复查，尿半乳糖检查结果在正常范围，妈妈悬着的那颗心也终于放下了。

至此，圆圆和满满都健康快乐地成长着。

感谢圆圆和满满的爸爸、妈妈，他们忍下了接连失去两个孩子的双倍痛苦，坚持不懈地反思、寻找着孩子的患病原因。而他们也是幸运的，杨老师的团队帮助他们找到了孩子夭亡的原因，并通过产前诊断帮助他们重生了两个健康的宝宝。

为了避免悲剧重演，两个宝宝出生后均免乳糖饮食。当然，随着年龄增长，圆圆和满满还是可以正常饮食的，正常碳水化合物的单糖、蔗糖、果糖都可以吃，但唯独不能吃乳糖，也就是含乳糖的母乳、牛奶都是不适合吃的。由此，我也感慨着食物的代谢真的是很复杂、很奇妙啊！

我们也要谢谢家长对医生的信任和理解，每个医生都会尽力去救治孩子，但依旧会有宝宝不幸夭亡，而每当遇到这类情况，我们真心需要家长一起挽手而行，大家积极配合，寻找病因，捕获元凶，这样才能从根本上真正解决疾病的困扰！尽管很多疾病的病因由于当下技术的限制未必能够找寻到，但我们会一直努力去追赶真相。

我们还非常感谢圆圆和满满的哥哥、姐姐，他们用生命警醒着父母，提醒着医务人员。他们所遭遇的是半乳糖血症，他们的经历反证了这个疾病的存在，让我们深度认识了这种疾患，获得了正确规范处理疾病的手段和能力，保证了这个家族再出生的宝宝—他们的后代可以健康成长。

圆圆和满满的出生，是圆满的，让生命得到延续，让家庭获得重生，让家族有了希望。

疾病概述

半乳糖血症（galactosemia，GAL）是一种由于半乳糖代谢通路中酶缺陷所引发的常染色体隐性遗传代谢病。根据酶缺陷的类型将半乳糖血症分为 3 型：半乳糖 -1- 磷酸尿苷转移酶缺乏型（galactose-1-phosphate uridyltransferase［GALT］deficiency）、半乳糖激酶缺乏型（galactokinase［GALK］deficiency）和尿苷二磷酸 - 半乳糖 -4- 表异构酶缺乏型（uridine diphosphate galactose-4-epimerase［GALE］deficiency）。其中 GALT 缺乏引起的半乳糖血症相对常见，也被称为经典型半乳糖血症。

神奇的换肤

丙酸血症宝宝"娅娅"康复计

故事概述　　本文中的"娅娅"，就诊时是 3 月余的婴儿，庆幸得到了明确诊断，改善了饮食方案，并给予补充各种营养素，皮肤破损逐渐缓解，抽搐也逐渐控制，现在 5 岁了，身体智力发育健康。小时候的苦，"娅娅"可能不记得，但长大后的甜，"娅娅"肯定会记得。祝福"娅娅"，磨难过后尽坦途！

2018 年初春，"娅娅"的父母带着她来到诊室，着急地问："当地医院的监护室不让住院了，我们没地方输液，医生快受累给看看孩子的皮肤到底是怎么回事？这病有什么好的治疗方法没有？孩子太可怜了……"然后为我们展示了当时在孩子监护室里医生帮忙拍的照片——口周、下颌、颈部、四肢、臀部皮肤肿胀、发黑、结痂，简直惨不忍睹！我真是第一次见到这样让人心惊肉跳的皮损照片。

我们为"娅娅"做了仔细的检查，孩子神志清，精神差，反应可，哭声大，头发黑，面色尚可，口唇、口周、颏下、颌下、臀部皮肤溃烂、裂缝，皱褶处明显，四肢皮肤发花，局部皮肤颜色呈暗黑色，手足皮肤浮肿发绀，双下肢浮肿呈伸直状不能屈曲，躯干部皮肤尚完好。

然而，正当我们准备为其听诊，"娅娅"突然抽搐发作，表现为双眼上翻，两手握拳，面部及四肢抖动，立即给予其侧躺、吸氧，心肺听诊未闻及异常，对症给予地西泮止抽后缓解，紧急联系病房，建议住院。经沟通，家属拒绝住院，理由是孩子的皮肤除躯干外均肿胀、发红发黑，根本没办法输液治疗。

而此时，这个名叫"娅娅"的女婴才 3 个半月大。

"娅娅"在生后28天出现呕吐，为喂奶过程中或进乳后呕吐，呈喷射性，每日5～6次，手抖持续约4秒后可自行缓解，每日发作大约8次，随后嗜睡。当地医院检查头颅CT示双侧额顶部脑白质密度减低，血氨高，酸中毒，血常规明显异常，按"脓毒血症、高氨血症、代谢病不除外"给予吸氧、气管插管呼吸机辅助呼吸，左卡尼汀静脉点滴、血液净化等治疗，患儿呕吐情况及精神状况好转，血氨正常。

生后40天，"娅娅"的血脂酰肉碱谱分析提示丙酰肉碱浓度显著增高，游离肉碱明显下降，3-羟基异戊酰肉碱在正常范围。尿有机酸分析显示3-羟基丙酸明显增高，3-甲基巴豆酰甘氨酸升高，临床诊断为丙酸血症，建议进一步行基因检测，予蔼尔舒深度水解奶粉喂养，口服左卡尼汀口服液，于两天后出院。

生后53天，"娅娅"出现呕吐，血氨高，停母乳及蔼尔舒奶粉，改用丙酸血症专用特殊治疗奶粉喂养，其后呕吐好转。

当孩子2个多月大时，开始出现皮肤黏膜损害，表现为臀部出现红斑丘疹，伴脱屑，界限不清，对称分布，于当地医院皮肤科就诊后考虑湿疹，嘱避免潮热及过度水洗，远离过敏原，并给予"多磺酸粘多糖膏、氢定乳膏"应用，但治疗效果不明显。

2个半月的"娅娅"到当地医院皮肤科复诊，此时孩子的臀部、腹股沟、手腕部均有红斑丘疹伴脱屑，口角糜烂，经完善皮肤细菌真菌检查，未发现明显异常，继续应用"多磺酸粘多糖膏、氢定乳膏"，效果差。

3月龄时，她的臀部及四肢均出现了红斑、丘疹、水肿、水疱，到其他医院的皮肤科就诊后给予"硼酸氧化锌散"涂抹，效果仍不明显。直到现在奔波来到我们医院就诊，才出现了前面的那一幕。

为"娅娅"完善了相关检查后，血常规提示白细胞下降，贫血；血生化提示酸中毒、低蛋白；尿有机酸代谢3-羟基丙酸及其代谢产物显著增高；血液氨基酸、脂酰肉碱谱分析提示游离肉碱显著降低，丙酰肉碱明显增高；PCCB基因复合杂合突变。

根据患儿的临床经过、一般化验、特殊生化分析及基因诊断结果，"娅娅"被明确诊断为丙酸血症、肢体皮炎样皮疹，同时存在营养不良、必需氨基酸缺乏、贫血。孩子的全身皮肤溃烂，输液困难，针对原发病、贫血、营养不良，给予肌内注射维生素 B_{12}、烟酸、伊可新每日 1 粒，生物素、左卡尼汀口服液、精氨酸谷氨酸液、锌钙特等口服，改特殊配方奶粉为特殊配方与 1 段配方奶粉混合喂养，1 天后患儿手足浮肿好转，治疗 14 天后皮肤损害明显愈合。

真的是非常神奇的一幕，在很多疑难、特殊疾病中，食物营养素的相互作用绝对是不可小觑的！

既往，特殊配方奶粉虽然改善了"娅娅"的呕吐，但在服用特奶半个月后孩子出现了皮疹，先是臀部，后逐渐到四肢、口面部、颈部，越来越重，按照湿疹治疗均无效。可见丙酸血症的治疗虽然需要特殊奶粉，却不能仅仅给予特殊奶粉，如果单纯让孩子服用特殊奶粉，就会导致她无法摄取正常生长发育所需的必需氨基酸，而必需氨基酸长期缺乏则会令孩子出现营养不足，继而出现肠源性肢端皮炎样皮肤黏膜损害。

1 个月后"娅娅"来复诊，除了口唇、下颌处、颈部可见裂纹瘢痕，四肢及臀部皮肤已完好。孩子的精神反应好，进乳好，病情显著好转，抽搐未再发作，继续特殊奶粉与普通奶粉的混合喂养，左卡尼汀口服液、左乙拉西坦口服液治疗。

等到 1 岁时复诊，"娅娅"的皮肤完好无损，光滑细腻，看不出任何瘢痕，孩子可扶站。复查尿代谢 3- 羟基丙酸明显下降，血代谢丙酰肉碱下降，血常规贫血纠正，抽搐未再发作，考虑当时为丙酸血症急性期引起的癫痫，病情控制后未再抽搐，左乙拉西坦口服液应用半年余给予减量停用。饮食方面为正常儿童膳食及部分特殊膳食，持续口服左卡尼汀口服液治疗。

半年后随访，"娅娅"长高了，圆圆的笑脸，白嫩的皮肤，连小手都肉嘟嘟的，发育基本正常，可独站独走，自己翻越跨栏玩耍。复查血常规、肝肾功正常，尿代谢 3- 羟基丙酸稍高，血代谢丙酰肉碱下降，停用左乙拉西坦后亦未再抽搐，继续坚持左卡尼汀口服液治疗。

一晃又是一年半过去了，除了服用药物、特殊膳食外，3 岁的"娅娅"看上去生长发育基本和同龄儿童无异，可自己骑行儿童三轮车，还会倒车、拐弯等技能，病情控制稳定，血尿代谢基本正常。

更让人开心的是，当我们再次见到 4 岁余的"娅娅"时，她正在用力地帮妈妈搬运果汁呢！这完全就是一个健康的小姑娘啊，真是太棒了！

可见，一方面营养素虽好，却不能过多，一旦营养素过多、代谢不了、体内排不出去，就会形成堆积，导致各种脏器损害，造成酸中毒、呕吐、乏力、嗜睡、抽搐等临床症状；另一方面，如果营养素不足，也会影响到孩子的正常生长发育，可造成贫血、体重身高低于同龄儿童，严重的会出现皮肤损害、智力损害等。中国古人讲究中庸之道，说的也许就是这些吧？包括临床上的四大生命体征及化验室检查，大多都存在一个正常值的参考范围，检测结果过高过低、过多过少都是不好的。

回想这次诊疗经过，我惊叹于食物营养素的妙用，合理的营养调控加临床诊疗，一如神奇的换肤术，使得"娅娅"有了和同龄小朋友一样健康、快乐的童年！

疾病概述

丙酸血症（propionic acidemia，PA）又称丙酰辅酶 A 羧化酶缺乏症（Propionyl-CoA carboxylase deficiency）、酮症性高甘氨酸血症（Ketotic hyperglycinemia）或丙酸尿症（Propionic aciduria），是一种常染色体隐性遗传的有机酸血症。PA 由编码线粒体多聚体酶丙酰辅酶 A 羧化酶（PCC）基因 PCCA 或 PCCB 缺陷所致。PCC 缺乏可导致体内丙酰辅酶 A 转化为甲基丙二酰辅酶 A 异常、丙酸及其相关代谢物异常蓄积，导致有机酸血症，并造成一系列生化异常、神经系统和其他脏器损害症状。

严冬里的春风

急性间歇性卟啉病女孩的艰难确诊与成功救治

故事概述

小赵为年轻女性，大学生，平素体健，2016 年 4 月突然腹痛起病，病情变化快，临床表现复杂，出现癫痫样发作和多项指标异常，最后经基因测序确诊。诊断上犹如雾里看花，治疗上更是如履薄冰，要规避许多诱发因素，葡萄糖治疗有效。复杂疾病诊治时，要注意主要矛盾。

2016 年 12 月 30 日，岁末深冬，正值全国人民准备欢度元旦的特殊日子，我院内分泌科收治了一位特殊的患者。患者小赵 21 岁，是一名正在就读的女大学生，两天前无明显诱因出现下腹部阵发性绞痛，病情进展迅速，很快出现恶心、呕吐、双下肢乏力和背部疼痛。这位貌似"急腹症"的患者缘何会就诊于内分泌科呢？这恐怕还得从她 9 个月前辗转于 6 家医院，耗时长达 1 个半月，刻骨铭心的那次就诊经历说起。

小赵平素身体健康，原本和身边的同学们一样岁月静好，然而一次不经意地进食"冷饮"竟开启了其惊心动魄的就医历险。2016 年 4 月 1 日小赵感觉有些疲倦，不想吃饭，就在校园的小卖铺买了一支冰激凌，没想到吃完后很快便感觉腹部阵痛，校医院考虑为"胃肠炎"，予以补液等相应处理，其后未见缓解，疼痛反而变本加厉。于是 3 天后她不得不去了当地的中心医院，腹部彩超和妇科彩超正常，腹部 X 线片示"肠胀气"，被诊断为"急性肠梗阻"，医生建议灌肠。起初她是一百个不愿意，认为灌肠是一件"丢脸"的事情，然而腹部的剧痛最终让她选择了妥协，而且经灌肠后其下腹部疼痛有所缓解，遂返回学校请假后回家休养。

然而出乎意料的是，这仅仅是这个病例的序幕。

2016 年 4 月 5 日凌晨，小赵突然出现意识不清、口吐白沫的情况，赶忙到县医院行头颅 CT 检查，未发现异常。县医院的大夫考虑为"癫痫样发作"，尽管没有找到确切的颅内病变，但鉴于小赵的病情突然恶化，不容忽视，便将其送往省级医院，进一步进行头颅 MRI 检查，不过也没有特殊发现。此时化验结果提示"低钠血症、低钾血症、肾功能不全、肝损害、高胆红素血症、贫血"，而且她的心率和血压进行性增高、腹痛进一步加剧，医生只得向家属交代患者病情危重。

这么年轻健康的小女生为什么在短短的几天内就突然变成了危重患者呢？此时的小赵腹痛如刀绞，家人自然也心急如火烧，情急之下，带着她火速就诊于北京某医院的急诊科。经这家医院治疗后，小赵的腹痛较前有减轻，但仍间断出现意识模糊、幻觉，疼痛也逐渐波及背部和双下肢。一时间出现了这么多的问题，小赵到底患的是什么病呢？家人在焦灼地等待着答案。急诊就诊的患者很多，一时难以住院，家人无奈之下决定返回省内。

4 月 12 日，小赵入住山西医科大学第一医院重症医学科，经治疗 1 周后意识转清，基本脱离危险，但病情仍不稳定。由于病因扑朔迷离，患者备受煎熬，家属更是愁眉不展，同时忧虑重症病房的花费，只能期盼着她早日康复。重症医学科的医生组织了全院会诊，各科专家积极讨论，各抒己见，但对诊断仍没有一个满意的结果，后来因小赵有明显的低钠血症且难以纠正，于是转入内分泌科。

我科对此特殊患者高度关注，很快进行了疑难病例讨论，大家集思广益，提出了针对抗利尿激素分泌不当综合征的治疗原则，予以限水、营养支持。小赵的血钠很快得到纠正，病情开始逐步改善，腹痛也消失了，但她的肢体疼痛在加重，尤其是双下肢。4 月底的太原正值乍暖还寒的时候，小赵却痛得不愿意盖被子。尽管小赵目前生命已无大碍，家属也如释重负，但作为医生的我们深知明确病因的重要性。目前有一系列的问题萦绕在我的脑海之中，比如患者病情会不会反复？能不能预防？如果再发生了类似情况该如何办？这一串串问题和小赵满怀期待的目光犹如一块块沉甸甸的石头压在我的心头。我反复梳理了病情后突然灵光一闪，"疼痛"是很关键的问题——它伴随在患者的整个病程中；此外还有一个重要发现，病情的严重程度似乎和血钠的变化有某种联系（最低血钠为 103 mmol/L）！于是我连夜查阅资料，并提出了疑诊"急性间歇性卟啉病"的意见。

到底该如何去确诊该疾病呢？我几经辗转了解到省内缺乏血卟啉、尿卟啉等特异的检查手段，在阳光下暴晒尿液是简单易行的诊断方法，立即尝试实施。然而"晒尿"结果并不如意，分析原因可能与小赵已经度过了急性发作期有关，这就意味着疾病的诊断再次遇到了挑战。

那还有没有其他的确诊方法呢？

急性间歇性卟啉病是一种常染色体显性遗传罕见病，基因检测是遗传疾病诊断的金标准。在2016年，对我们来说基因测序还是一种新鲜事物，而且也需要一笔不小的开销，我抱着试一试的想法与小赵的父母沟通，他们毫不犹豫地选择了送检。1个月后结果显示，在可疑基因（HMBS）检测到1个突变。基因突变的发现似乎揭开了该病魔的神秘面纱，但所检突变点尚未报道，软件预测为临床意义未明突变。

这样的结果对于第一次应用到基因测序的我心里又在打鼓，是不是测错了呢？我忐忑地将结果告知家属，所幸小赵的父母没有丝毫怪怨，反而邀请我到三百多里远的老家再次采集小赵及近亲家属标本予以验证，这次的结果显示证实了测序没有问题，并进一步获知突变位点遗传自母亲。小赵的诊断终于有了眉目，身体也大致康复到了病前的状态，全家人的脸上终于露出了久违的笑容，我也感受到了他们所有人对我们医院真挚的感激之情。

在给患者送上祝福的同时，我还是提出了新的担忧，因为急性间歇性卟啉病并不是一个"安分"的疾病，它的不安分表现在会反复急性发作，尤其是在饥饿、月经、饮酒等常见诱因下就会发作。小赵本人和包括她母亲在内的突变携带者都有可能因相关诱因而发病，所以我特地给了她们一些预防性的建议，希望能有所用处，帮助她们远离疾病的发作，但其实心里着实替她捏着一把汗。

我的担忧并非空穴来风。在2016年年末，即文章开头，便出现了这一幕——小赵的第二次发作，而此时此刻，小赵和家里人仍然对这9个月来的种种情景记忆犹新，内心泛着波澜，难道这意味着又一次惊心动魄的经历即将开始吗？不过因为已经明确知晓了疾病究竟为何，因此在再次突来的病魔面前，小赵全家较之以往淡定了很多。在出现腹痛的第二天症状仍不见缓解后，小赵信任地打通了我的电话……

在家人的搀扶下，她缓缓来到病房，虽然痛得直不起腰来，却一直在真诚地表达着谢意。我丝毫不敢怠慢，紧急组织工作人员为她留取尿液，于太阳下暴晒 30 分钟后，标本变成了红棕色，诊断得以进一步被佐证。然而内分泌科全体医护人员的心情一点也不轻松，作为主管医师的我更是紧绷着一根弦，因为这种疾病发病率低，且急性发作病死率高。小赵此刻正处于发作的早期阶段，临床上一些常用药物对她来说可能也有潜在的风险，甚至某些看似积极的对症处理对她来说反而是雪上加霜，比如常规补液可能会加重低钠血症，强效镇痛药哌替啶、止吐药甲氧氯普胺均被列为非安全用药，抗癫痫药苯巴比妥更被认为是诱发急性发作的危险药物……更让我踌躇的是，该病缺乏对应的特效治疗手段，最有效的孤儿药高铁血红素还没有进入我国。

当下，高糖输注是目前国内可获得的唯一治疗方案，而当时的我尚没有任何实战经验，拟订的治疗方案再细致也属纸上谈兵。病情容不得继续等待，小赵又开始呕吐了，我只得尽快将病情和潜在的风险与家属进行了充分沟通，她们坚定地表达了对我的信任。健康所系，生命相托，科主任也鼓励我面对新的挑战选择迎难而上。小赵全家对医院的信任，进一步坚定了我们的信心，大家更加详细地制订了以输注葡萄糖为主，辅以补钠、对乙酰氨基酚止痛的方案。

在坚守了三日三夜后，小赵的病情明显得到改善，灿烂的笑容再次出现在她那年轻的脸上。

2017 年 1 月 11 日，小赵康复出院。

出院时，她娓娓道来：得病犹如步入寒冬，医院却让自己感觉不到呼号刺骨的寒风，反而像沐浴在春日里的杨柳风中，倍觉温暖。

非常感谢小赵和全家对我们的信赖。对患者，我们愿意做那严冬里的"春风"，用诊疗中倾注的心血和爱，让她们感受到安心与暖意。

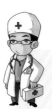

疾病概述

卟啉病（Porphyria）是由于血红素生物合成途径中的酶活性缺乏，引起卟啉或其前体［如 δ- 氨基 -γ- 酮戊酸（δ-ALA）和卟胆原（PBG）］浓度异常升高，并在组织中蓄积，造成细胞损伤而引起的一类疾病。卟啉病有 3 种分类方式，按卟啉生成的部位可分为红细胞生成性卟啉病和肝性卟啉病；按临床表现可分为皮肤过敏型、神经症状型及混合型卟啉病；按遗传方式可分为遗传性和获得性卟啉病。

"瓷娃娃"也想飞翔

成骨不全宝贝的梦想

故事概述　　对于那些尚未知事就被反复骨折的阴影所笼罩的孩子来说，苦难也许就是这个世界必不可少的一部分，不得不忍受、忍耐。但坚强的他们虽生于苦难，内心却依然会渴望阳光。而我们可以通过各种手段预防及减轻这种苦难，让久违的笑容重新回到成骨不全"瓷娃娃"宝贝们的脸上。

在我们的小患者中，有一个叫小凡的可爱男孩。5岁多的他经常说，特别羡慕能在草地上自由奔跑和翻滚的小朋友。他还说，有一天自己做了一个梦，梦中的他牵着一个巨大的变形金刚风筝在草地上奔跑，而且越跑越快、越跑越快，然后就……飞上了蓝天！他说这些话时正安安静静地躺在床上。事实上，他已经两年多没有用腿行走过了，稚气的眼睛里似乎已经失去了孩子那特有的活泼和光芒。

小凡出生时健健康康，甚至在前6个月基本上和普通小朋友一模一样，是个可爱活泼的宝宝，但自从他开始学会行走、跑跳之后，就时常发生"意外"——骨折。孩子遭遇骨折是如此的频繁，一次、两次，初起妈妈还以为儿子只是顽皮了些，小心看护就没事了，可接下来，三次、四次……到今年已经发生了整整七次大大小小的骨折！小凡的左腿、右上臂、右腿都已经骨折过，经历了多次创伤的折磨、手术的痛苦后，家长们变得忧心如焚。

最开始，家人只是让他务必减少剧烈的运动，但没想到即便是日常活动，小凡依然还是会骨折。后来，为了保护孩子，他被家人从幼儿园里接了出来，不再参与任何可能具有潜在风险的活动，每天只能眼巴巴地望着窗外同龄孩子们在嬉戏。再后来，小凡干脆一天到晚躺在床上，偶尔起床也不得不坐在轮椅上。时光在一点一滴地流逝，昼夜交替、斗转星移，花开花落、月圆月缺，对他来说只不过是窗外变化的风景，就连记忆中游乐场的模样也已渐渐淡忘。初期的他还曾吵着要出去"玩儿"，但一次次请求换来的却是父母心痛的眼神和悲戚的忧伤，他也终于明白，自己和其他孩子不一样，那些简单的快乐已经成为奢望。

不幸中的万幸，小凡的父母不曾放弃他。他们几经辗转、打听，终于推着坐在轮椅里的小凡来到了浙大儿童医院的内分泌科钙磷代谢门诊。坐诊的医生第一眼就看到了小凡那独特的、蓝灰色的巩膜。当天，小凡便做了骨密度评估，发现他的骨密度 Z 值只有 −6，提示存在严重的骨质疏松，这就解释了为什么他的骨骼轻轻一碰就会折断。接下来拍摄的片子显示，小凡的脊椎骨也已经发生了压缩等变化。医生对小凡妈妈说，孩子很可能得了一种先天性遗传病，叫成骨不全。这类疾病患者的骨头因为太脆而易折，就像易破碎的"瓷器"一样。很快，小凡的基因检测报告证实了这一诊断，他是一个被称为"瓷娃娃"的宝贝，罹患的疾病就是成骨不全。小凡妈妈一下蒙了，她自责地喃喃自语，我早就发现孩子的"眼白"不够白了，但是为什么没想到这也是疾病的征兆呢。

成骨不全虽然名字里有个骨字，但和很多特殊疾病一样，其实会影响到多个器官。因为 I 型胶原是人体重要的组成部分，除骨骼外，还在巩膜、牙齿、关节韧带、心脏等多处表达，因此成骨不全还容易出现蓝巩膜、牙本质发育不全、听力下降、肌腱和韧带松弛、皮肤异常，以及心脏瓣膜疾病、房颤、心脏衰竭等多种表现。因此，小凡那蓝灰色的眼睛，其实就是因为巩膜发育不好，后面的深色脉络膜部分显色所致。

其实小凡的病情在成骨不全中算是轻型，在我们接诊的患者中，还有在婴儿期妈妈给孩子换尿不湿时一抬腿就造成骨折的，有的小朋友走路只一个趔趄就发生骨折的。更严重的患者甚至根本不能顺利出生，直接胎死腹中……只是小凡的家长因为被他反复骨折吓坏了，于是要求他长期卧床，结果反而进一步加剧了孩子骨矿物质的流失，导致病情越发严重。

难道真的就只能眼睁睁地看着孩子一次次发生骨折而备受苦难和折磨吗？

当然不是！目前已经有了可以减轻这种痛苦的方法，只不过针对这个疾病的治疗是一个复杂的系统工程，需要多学科一起协作，而且对每个学科的要求都比较高。双磷酸盐是治疗成骨不全最主要的药物，可以减少骨痛、改善肌力、提高骨密度等，但并不是所有成骨不全的患者都需要这项治疗，患者必须经过专科医生的严格评估，确定获益大于风险才能应用。

在首次使用双磷酸盐之前，要进行牙科检查和相关治疗，以降低发生副作用的风险，此外还要评估患者有没有充分补充好维生素 D 和钙剂，这将使得骨骼无机质这部分供应充足，以便可以达到最好的疗效。同时，也要关注肝肾功能如何，最近有没有发生过骨折，以及目前的骨密度怎样，能否马上用药⋯⋯这一个又一个看似繁琐的步骤，一趟又一趟往返于家和医院之间的奔波，真的都非常重要。只是长路漫漫，格外不易，更不用说有的患儿正在遭受骨折的痛苦，行动愈发不便。

所幸，多学科协作可以为小凡和他的父母减少很多颠簸之苦。看口腔科，他们可以线上先预约好时间，这位口腔科医生对成骨不全的孩子口腔科的专业问题可是特别有经验呢。而一旦发生骨折，对小凡而言，不能像普通孩子的骨折那样打石膏、做外固定，团队里的骨科医生会给出针对成骨不全孩子骨科专业的建议—做髓内钉，这样不但不容易再次骨折，而且随着孩子长高还可以延长。如果怕听力受到疾病影响该怎么办？那就预约五官科医生给孩子做全面检查，内分泌科的医生也会事先帮忙申请好双磷酸盐、预约好床位，这样孩子就可以安安心心地用药了。

当小凡第一次来住院，掀开被子时，大家都吓了一跳。他的双腿细瘦如柴，皮包骨头，肌力极低，从床上抬起来都倍感困难，想扶起来走几步更加不可能，而他患的只是成骨不全并不是神经肌肉方面的疾病啊！医疗团队立即为小凡制订了药物治疗方案，让他定期接受双磷酸盐药物治疗，并为他仔细计算药量和速度，每分钟 1 mL，每 3 秒走 1 滴，用药前后水化，尽量减少副反应。

流感样症状在第一次用药的孩子中很常见，医生为小凡和他爸爸详细讲述了可能出现的发热、肌肉痛等情况，并且给了小凡 1 瓶布洛芬（美林）。小凡握着药瓶认真地说："医生，我都开过好多次刀了，我不怕打针，我也不怕发烧。"静脉输注持续了几个小时，幸好小凡发了一次烧后体温就退了下去，后来监测肝肾功能、血钙等都正常，两天就出了院，出院时他还坐着轮椅。我们告诉他，回去之后要努力锻炼，哪怕再次骨折，医生也能帮助你治好，只要坚持下去，总有一天，你就会和正常孩子一样，实现奔跑的梦想。这次，在小凡那呈现出蓝灰色的眼睛里，终于闪现出了灿烂的希望之光。

出院后，小凡的家人和其他成骨不全患者的家人一样，经常在患者群里向医生们咨询一些日常的问题，每逢节日还会发来一个个暖心的问候。

转眼半年过去了，当小凡再次来院用药时，我们欣喜地看到，这次他竟然是走着来的，虽然还算不上健步如飞，但是也已经不再需要扶持，而且他的双下肢肌肉看起来已经粗壮了很多。经过监测后，我们发现，小凡的骨密度值由治疗前的 −6.1，到第一次治疗后 3 个月升为 −4.5，再到第二次治疗前已经跃升到了 −3.1，明显好了起来。只是看到他两腿走路还不太平衡，一脚高一脚低的，家人还是有些担心，怕孩子由"瘫子"变成"瘸子"。经过骨科医生检查，小凡的两腿骨骼长度一致，并没什么问题。随后，我们又请来康复科医生对他进行走路姿势评估，发现小凡还是因为以前骨折后用力不平衡所致，只要对他定期进行针对性的康复训练就会好的。听到这里，小凡妈妈终于长长地舒了一口气。更让人高兴的是，第二次输液时，小凡甚至没有出现发烧的现象，顺顺利利地就出院了。

这次治疗后，我们发现其实小凡最大的变化还是眼神。他的眼神不仅不再木然，而且和其他同龄的孩子们一样，有快乐、喜悦，还时不时会闪现出丝丝聪慧和几分顽皮的光芒。他高兴地说："叔叔阿姨们，我已经半年没有骨折过了，回家后我一定会听你们的话，继续好好锻炼。再治疗几次，我真的就能去放风筝啦。"

是的，"瓷娃娃"历经磨难，在医务人员的鼎力帮助下，终成百炼金刚；折翼天使痛苦无助，得到家人的爱与呵护，总有一天能再次振翅飞翔！

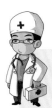

疾病概述

成骨不全症（osteogenesis imperfecta，OI）又名脆骨病，是最常见的单基因遗传性骨病，是由于多种致病基因突变导致骨基质蛋白数量减少或质量异常，从而引起以骨量低下、骨骼脆性增加和反复骨折为主要特征的骨骼疾病，多数呈常染色体显性遗传，少数呈常染色体隐性遗传，罕有 X 染色体伴性遗传。

我不是"小怪物"，请别远离我

来自纯合子家族性高胆固醇血症宝贝的心声

故事概述 本文中"杰宝"是一名小患儿，2020 年 8 月（2 岁）因"发现黄色皮疹 1 年余"就诊我院门诊，相关基因检查明确诊断为"纯合子家族性高胆固醇血症"，其间进行口服阿托伐他汀、依折麦布片治疗，口服几月后血脂指标下降不明显，症状未见明显好转，后期就诊于上海交通大学医学院附属仁济医院，进行肝脏移植。其后，胆固醇相关指标已恢复正常，黄色皮疹消失。患者治疗前后心境变化很大，他不再孤独、自卑，整个人变得开朗乐观、积极向上。对于这类罕见病一定要让更多的医生认识它、了解它，及时诊断及治疗，已有多种手段能够让患者得到有效治疗，尽可能免受其身体及心理上的折磨。

2020 年 8 月，一位叫杰宝的 2 岁小朋友在父母的陪同下经过多番辗转，来到我院就诊。初见杰宝，只见他微微低垂着头，总是躲闪的眼神似乎透露着小心翼翼和内心的胆怯，两只小手总是有意无意地插在兜里。这很可能是因为他的双手、双踝还有双膝均可见一些黄色的"小疙瘩"，有单个的，也有成簇的，不痛也不痒。除此以外，杰宝并没有什么其他症状。

杰宝的父母告诉我们，他们已经带着孩子去过省内好几家医院了，除了查出血脂不正常外，似乎没有找到这些"小疙瘩"的根本原因。只是这些黄色的"小疙瘩"已经持续有 1 年多了，周围的小朋友觉得杰宝没准儿是因为碰着不干净的东西后才长出这些"小疙瘩"的，而且害怕"传染"给自己，都避之不及。杰宝似乎也感受到了异样的目光，唯恐自己被视为"小怪物"，这才刻意将小手藏了起来。

看着这些黄色的"小疙瘩"，结合外院的血脂异常结果，我们第一反应认为这可能是脂代谢异常的疾病，于是立即为孩子完善了血脂、眼底、心血管等相关检查，同时外送杰宝及其父母的血脂异常全套基因检测。杰宝的化验结果提示，总胆固醇、低密度脂蛋白、脂蛋白 a 等胆固醇相关指标均明显升高，且较外院的检查结果还有上升趋势。血脂异常全套基因检测提示 LDLR 基因复合杂合突变（c.1048C＞T 和 c.1879G＞A）。

尽管已详细询问过杰宝的父母，家里其他人都没有长这种黄色"小疙瘩"，但通过家系检查发现，杰宝的爸爸、姑姑和奶奶均有 c.1048C＞T 突变，妈妈有 c.1879G＞A 突变（孩子母亲的家系未作筛查）。庆幸的是，杰宝目前并未出现心血管、眼睛等异常改变。根据临床表现及相关检查，杰宝被诊断为"纯合子家族性高胆固醇血症"。

诊断明确后，我们立即为杰宝进行治疗。经过口服阿托伐他汀、依折麦布片等，几个月后杰宝的总胆固醇、低密度脂蛋白、脂蛋白 a 等胆固醇相关指标虽较前有所下降，但并不明显，而且身上的黄色"小疙瘩"也没有减少。杰宝父母觉得他年龄尚小，且药物治疗效果不佳，得趁孩子没有其他脏器损害之前抓紧治疗。他们不想杰宝承受别人异样的眼光，想让孩子能够过上正常人的生活，于是我们给他推荐了肝脏移植。由于杰宝父母长年在江苏打工，认为来回奔波倒不如干脆将杰宝带到离自己更近的上海进一步治疗。

尽管杰宝后期并未在我们医院继续治疗，但大家仍然时刻关注着他的病情进展情况。父母带着杰宝去到上海后，经过多方打听，最终选择了上海交通大学医学院附属仁济医院。杰宝虽小，但他真的什么都懂，他意识到这将会是一场硬仗，因此全力配合医生完成一系列移植前相关检查。没过多久，杰宝便找到了配型成功的肝源，在大家的共同努力下，医生最终为杰宝顺利进行了肝脏移植。

移植结束并不代表就高枕无忧了，这不过是众多战役中的一场。杰宝还需要克服肝脏移植后的排异、感染等诸多困难，但孩子非常勇敢且坚强，一路上过关斩将，打赢了一场又一场硬仗。

近期，杰宝妈妈告诉我们，孩子现在能吃能睡，只需口服一些抗排异的药（环孢素和吗替麦考酚酯），身上的黄色"小疙瘩"已经消失不见了，周围的小朋友也不再把杰宝当作"小怪物"，大家都愿意和他一起玩耍。杰宝整个人都变了，性格开朗、活泼可爱，眼神里充满了希望，只需继续努力进行后续治疗，很快就可以像正常孩子一样生活了。

杰宝以后的路还很长，他的人生也才刚刚开始，被诊断为"纯合子家族性高胆固醇血症"固然是不幸的，而周围人的误会无疑更是雪上加霜，让那么小的孩子因为疾病饱受着异样的目光。他经历了漫长的煎熬，幼小的心灵倍感害怕、孤独。谁不渴望过正常人一样的生活？谁不希望周围人亲近自己？

不过幸运的是，我们及时为杰宝找出了"黄疙瘩"的元凶，而且他的父母没有放弃他，全力以赴地为他成功进行了肝脏移植，这才让他彻底摆脱了疾病的困扰。

但是，这个世界是不是还有可能被当作"小怪物"的罕见病患者呢？他们本就艰难的人生，不仅要为生存挣扎，还可能长期承受着被周围人孤立起来的痛苦……想到这里，令我寝食难安。

作为医生，我们任重而道远，要力争及时发现这些疾病，并尽最大努力为他们进行治疗，让他们不再被区别对待，感受到温暖和关爱，可以像正常人一样尽情地享受人生。

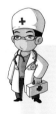

疾病概述

纯合子家族性高胆固醇血症（familial hypercholesterolemia，FH）是由低密度脂蛋白胆固醇（low-density lipoprotein cholesterol，LDL-C）分解代谢的关键基因之一发生了突变所引起的一种遗传性疾病。纯合子家族性高胆固醇血症（homozygous familial hypercholesterolemia，HoFH）HoFH 是由于这些关键基因发生纯合突变或者复合性杂合突变所致，临床表现为 LDL-C 水平明显升高，胆固醇在皮肤、眼睛和肌腱等多处沉积和早发动脉粥样硬化性心血管疾病（ASCVD）的倾向。

钟，无疾

被低磷酸酯酶症所困扰的不一样的人生

故事概述　本文中的"钟无疾"为农民，长期受疾病困扰，辗转多地多家医院不能明确诊断，从小到大很难融入同龄人的生活，情绪低落，总觉得自己命不久矣。至 56 岁才被确诊诊断为"低磷酸酯酶症"，经多方打听，低磷酸酯酶症目前有特异性的治疗药物，且通过特殊审批后可以在国内使用，她对未来回归正常生活重新燃起了希望的曙光。

钟无疾，女，56 岁，出生在农村，父母身体健康。她的父亲钟文良是一位土生土长的农民，在那个重男轻女思想根深蒂固的年代，钟文良却特别喜欢女孩，在相继生了 3 个儿子后，终于迎来了大女儿的出生。

小公主的到来为全家人带来莫大的欢喜，可体弱多病的她却在 3 岁时牙齿全部脱落，5 岁时就不明原因夭折。为此，全家人悲痛万分，幸运的是，一年后钟文良的二女儿来到这个家庭，她不喜运动、特别安静，但同样的厄运再次降临。

3 岁时，二女儿的牙齿全部脱落。钟文良带着她四处求医问药、求神拜佛、打探偏方……1 年后，死神还是夺走了她幼小的生命。此后，钟文良变得絮絮叨叨，经常自言自语，叹息自己命中无女。两年后，命运还是眷顾了 42 岁的钟文良，小女儿出生了，钟文良希望老天赐给他的宝贝女儿健健康康，因此给她取名钟无疾。

3 岁之前，钟无疾除了学会走路年龄略晚、跟同龄人玩耍时容易疲劳外并无明显异常，钟文良觉得这下总算可以稍稍松一口气了。然而，天有不测风云，3 岁时钟无疾也出现了牙齿（乳牙）全部脱落的问题。

接下来的一年里，钟文良不愿向命运屈服，带着小女儿钟无疾多次前往西安、太原、北京等地的各大医院看病，但由于 50 年前全国医疗条件整体比较落后，钟文良花光了全部积蓄仍无法得到明确诊断。此后，钟文良每天都活在忧愁中，经常一个人躲在角落里默默流泪，担心小女儿也会像前两个女儿一样离开他，无助的他似乎在无奈地等待着噩耗的到来，一年、两年、三年……每一天都度日如年。

一直到 7 岁的某一天，钟无疾发现自己再次长出了牙齿（恒牙）。看到小女儿刚露头的小牙，父亲钟文良如释重负地露出了久违的笑容。此后，钟无疾的牙齿又逐渐全部长齐，虽然身材依然矮小，体型非常消瘦，稍微活动就容易疲劳，但在钟文良的眼里，小女儿已经算是健康人了，再也不用过着提心吊胆的日子了。这唯一活下来的女孩被全家人视为掌上明珠，不允许她做任何家务，哥哥们都很高兴能有一个可爱的小妹妹，时刻保护着她。但因为活动耐力差，哪怕只是稍微玩耍一下都容易感到疲劳，年幼的钟无疾始终无法融入同龄人的世界。

18 岁那年，经人介绍，钟无疾与丈夫结婚。此时，60 岁的老父亲激动得一连好几天都睡不着觉。结婚 3 个月后，钟无疾的一颗牙齿松动，并于数月后脱落，但正处于怀孕期间的她沉浸在喜悦中，对此并未放在心上。一年后，女儿出生，一家人其乐融融，只有钟文良内心五味杂陈，担心外孙女会像自己的女儿们一样罹患怪病，多次劝女儿再生个儿子。

又过了两年，钟无疾的二女儿出生，此时的她自己已经有 3 颗牙齿陆续脱落了。疼爱钟无疾的丈夫担心牙齿脱落与生孩子有关，便不同意再要孩子。然而即便如此，其后钟无疾的牙齿仍在陆续脱落，她数次前往县医院、市医院看病都不能明确诊断，仅给予补钙治疗。26 岁时，钟无疾的牙齿已全部脱落，无奈只得开始使用义齿。

看着两个外孙女并未出现牙齿脱落、身材矮小、活动耐力差等症状，钟文良心里的石头终于落了地。他将自己 3 个女儿患怪病的事情和盘托出，嘱咐女儿和女婿再去大医院看看为好。于是，丈夫带着钟无疾前往西安、北京、天津等地的大医院求医无果。除做日常家务易疲劳外，钟无疾并无其他症状，此后也就未再就医。但在别人眼里，娶来的媳妇从来不干活儿，背地里总会被指指点点，所幸丈夫理解她、安慰她。

苦命的钟无疾在 50 岁时丈夫因意外离世，自己也大病一场，病愈后自觉四肢无力，劳动后无力加重，食量也明显减少，于西安一家医院就诊，考虑诊断为"抗体阴性的重症肌无力可能"，给予口服"溴比斯的明片、泼尼松片"，口服药物一年，自觉症状无明显好转自行停药。

又过了 3 年，她出现了上坡及下楼梯、蹲起困难，于当地医院检查发现左侧股骨中段陈旧性骨折，但仔细回忆，自己未曾摔倒、磕碰，且不影响日常在平路行走。钟无疾只得告诉两个女儿，自己有病，但一直查不出来，感觉身体越来越差了，还有不明原因骨折，很可能命不久矣。女儿们看着她精神越来越差，劝她再去别的医院寻找新的希望。钟无疾觉得自己看了一辈子的病也没看明白，去医院只会乱花钱，不愿就医，女儿们拗不过母亲，只好作罢。

一晃来到 2022 年，56 岁的钟无疾病势日渐严重，行走时不得不借助拐杖，蹲起时也需要别人扶持。两个女儿多次劝她再去看病，这次禁不住女儿们的软磨硬泡，她叹息着表示，"这是我死前最后一次看病"。就这样，当钟无疾来到我院就诊时，门诊医师建议由我们疑难罕见病组收住院。

入院时，钟无疾身高仅 1.48 米，体重只有 30 kg（既往体重最高也只有 40 kg），相当消瘦。她的智力正常，转颈及低头、仰头活动范围受限，四肢肌力差，平卧时头枕高位双腿可放平，去枕后双腿屈曲，其他查体未见明显异常。我为她安排抽血化验、头颅 + 颈椎 MRI、肌电图、胸部 CT 等检查。化验显示碱性磷酸酶 4.2 U/L（参考值 35 ~ 102 U/L），复查碱性磷酸酶 3.1 U/L，结合既往乳牙过早脱落、身材矮小、活动耐力差、无智力障碍，考虑诊断低磷酸酯酶症可能，建议行基因检测并为两个女儿进行家系验证检测。基因检测钟无疾携带 ALPL 基因 c.997+1G ＞ T 杂合变异和 c.1162T ＞ C 杂合变异，两个女儿各携带其中一个基因变异，两个女儿均未发病。至此，困惑钟无疾一生的怪病终于明确，为低磷酸酯酶症。

低磷酸酯酶症是一种以骨骼和 / 或牙齿矿化障碍，伴有血清碱性磷酸酶活性降低为主要特征的罕见遗传性疾病，是 2018 年国家卫健委、国家药监局等 5 部门联合制定发布的《第一批罕见病目录》中 121 种罕见病其中的一种罕见病。此病系是由编码组织非特异性碱性磷酸酶的 ALPL 基因致病变异导致功能缺失引起。发病越早，临床症状越重，预后越差。因为其极度多变的临床表现,所以易被漏诊和误诊。

严重型低磷酸酯酶症患者以常染色体隐性方式遗传,而轻型以常染色体显性或隐性方式遗传。部分杂合突变的低磷酸酯酶症患者具有典型的临床表现,而其父母没有类似症状,提示该病可能有外显率不全或自发缓解趋势。低磷酸酯酶症的患者预后差异较大,病情轻微者预后较好,病情严重者虽预后较差,但及时治疗可以有助于改善预后。近年来,在国外Asfotase alfa 药物正式批准用于临床治疗,其被认为是低磷酸酯酶症至今为止最佳的治疗方法,但治疗费用高昂,且需长期用药,国内尚未引进该药物。

得知诊断明确的钟无疾既高兴又难过,高兴的是自己看了一辈子的怪病,在就要放弃生命时终于得到明确的诊断,难过的是该病属于中国9种"境外有药、境内无药"状态的罕见病之一,目前治疗该疾病的 Asfotase alfa 药物只能在国外购买使用,这再次让钟无疾一家人燃起的希望又被扑灭。对于世代农民的他们而言,出国就医看病谈何容易,语言、费用等都是他们一道道无法逾越的难关。

我们经与某公司北京办事处工作人员沟通后得知,该药可以在中国海南博鳌乐城通过特殊审批后使用,但该药费用高昂且不能医保报销。钟无疾丈夫的弟弟得知这个消息后,决定出钱资助两个女儿带着母亲前往海南看病寻药,一家人也在为此次出行积极做着各种准备。只是2022年11月新冠疫情再次席卷全国,也打乱了他们的出行计划,现在随着新冠疫情逐渐平稳、解封,相信他们很快就可以踏上有针对性的治疗之路。

有些人生而不凡,因疾病会注定经历不一样的人生。钟无疾一路的颠沛流离,一辈子的寻医问药,她的人生终于到了峰回路转、柳暗花明的时刻,有了明朗的结局。随着医学的进步,各级医院对罕见病认识度的逐渐提高,相信会有越来越多拥有"不一样的人生"的患者能够得到正确诊断并积极治疗后,回归正常的生活轨迹。

愿人生皆安。钟,无疾。

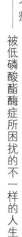

疾病概述

　　低磷酸酯酶症（hypophosphatasia，HPP）是一种以骨骼矿化障碍及牙齿脱落、血液及骨骼碱性磷酸酶（alkaline phosphatase，ALP）水平反常性减低为特征的罕见单基因遗传性疾病。乳牙过早丧失是 HPP 患儿的主要临床特征，碱性磷酸酶缺乏是 HPP 患者代谢异常和骨骼系统损害发病机制中的关键。

曙光，奇迹

当被法布里病折磨多年的女孩终于成为母亲

故事概述

本例患者的突出临床表现为神经系统症状，包括周围神经疼痛、短暂性脑缺血发作和缺血性脑卒中，还出现了眼部症状，历经数年几经波折最终通过酶学及基因检测确诊，自此开始了正常的生活。罕见病虽不常见，但经过精细化的诊疗方案是可以确诊并得到有效诊治的。我们的小刘为罕见病患者做了一个很好的榜样，相信通过我们的努力可以让更多的罕见病患者迎来曙光。

童年本该是天真烂漫的时光，也是人生最快乐的岁月，可是不同于其他的小朋友，我们的小主人公在小小年纪便已经经历了病痛的折磨。

7岁，还是懵懂的年纪，小刘同学莫名地感到手痛。这种疼痛时轻时重，却如影随形，遂辗转就诊于多家医院，最后只能接受无法确诊和治疗的现实，这种疼痛令小小年纪的她早早学会了懂事与坚强。直到十几岁时，这种疼痛才慢慢消失，孩子的内心也感到了稍许慰藉。

然而噩梦并未停止，成年后的小刘又遭遇了莫名其妙的头晕。这种眩晕没有任何前兆，发作起来整个人浑浑噩噩，步态不稳，症状持续数小时至数天不等，对她的生活造成了很大的困扰。于是，她又开启了往返于多家医院就诊的模式。耳鼻喉科、神经内科……小刘在诸多科室多次就诊，但病情并未确诊及得到有效控制。

更可怕的是，在她22岁即将大学毕业、踏入社会的那一年，可怕的噩运再次降临。这次，她的一只眼睛突然失去了视力！眼科给出的诊断为单侧的视网膜中央动脉阻塞，诊断只是第一步，病因却迟迟得不到明确。

到底是什么原因导致如此年轻的小姑娘得这种疾病呢？头颅 MRI、眼底造影检查、血液各种化验检查等，一系列操作始终不能为诊疗提供线索。这次病变的直接后果就是小刘的一只眼睛只剩下了光感，那双美丽的大眼睛从此失去了半个多彩的世界。

就像潘多拉魔盒被打开了一样，在接下来的日子里，小姑娘将要面对更多的灾难。她开始出现偏身麻木发作，就诊于神经内科，被诊断为腔隙性脑梗死，表现为小血管病变的腔隙性梗死病灶。神经内科医生绞尽脑汁想把病因明确，连易栓症也考虑过，反复多次查免疫指标、凝血指标等，均未获得有效支持的证据。由于病因不能明确，临床医生根据经验给予她抗栓治疗，但仿佛一切都是徒劳。反复的脑梗死不断发生，疾病的进展在小刘的脑内留下了众多的病灶，同时也在她的身体上留下了各种不同的后遗症。

30 岁那年，她又突发左下肢麻木伴无力、尿频、尿急，这次不再是脑梗死，疾病进一步累及到她的脊髓。影像学显示，$C_3 \sim C_7$ 髓内出现异常信号，结合病灶的特点考虑为脊髓缺血。虽经积极治疗，小刘肢体无力的情况得到了明显好转，她却遗留下了尿频、尿急的后遗症。面对众多的缺血病灶却找不到病因，临床医生也一筹莫展。

随着医学的发展、检查手段的增加、临床医生认识的不断提高，命途多舛的小刘终于有了转机。在大家把目光投入遗传性小血管病这个领域后，小刘被安排进行了酶学及基因检测，最终确诊为患有罕见病——法布里病（Fabry disease）。

在过去的几年里，别说基层医生可能对这种疾病闻所未闻，就连大医院的医生也并不熟悉。法布里病属于溶酶体蓄积病，正常情况下，人体细胞溶酶体中 α- 半乳糖苷酶 A 可水解神经鞘脂类化合物（绝大部分为三己糖神经酰胺 GL-3）末端的 α- 半乳糖残基，而 Fabry 病患者位于 Xq22 染色体上编码 α- 半乳糖苷酶 A（α-Gal A）的 GLA 基因突变（目前已发现大于 800 种），致使 α-Gal A 酶功能部分或全部缺失，导致 GL-3 的降解受阻，进而在心、肾、肺、眼、脑和皮肤等多种器官的神经及血管等组织细胞溶酶体中堆积，造成相应的缺血、梗死及功能障碍。截至目前，法布里病的确切发病率尚不清楚，国外报道现在患病率为 1/110 000 ~ 1/40 000，国内尚无人群发布统计数据。临床医生对于这种疾病的认识也是循序渐进的。

至此，小刘的诊断终于明确，似乎这次上帝终于为她打开了一扇窗，可接下来她要面对的是极为现实的问题——昂贵的治疗费用。这种疾病最有效的治疗方法就是酶替代治疗，β-半乳糖苷酶已引入国内，但价格昂贵，仅单次费用就不是一般家庭可以承受的，更何况需要每2周应用一次。为了凑齐治疗费用，家里开始变卖房产，即便如此都难以为继。可喜的是，自从开始酶替代治疗，小刘再没有复发过脑梗死等，生活也渐渐步入了正轨。

2018年，国家卫生健康委员会、科学技术部、工业和信息化部、国家药品监督管理局和国家中医药管理局等5部门联合发布了《第一批罕见病目录》，发布国家版罕见病名录共121种，这是我国官方首次定义罕见病，给罕见病患者家庭及罕见病医药行业带来新的希望。随着国家的政策及社会对罕见病患者的关注越来越多，临床医务工作者对罕见病的认识也越来越深刻。2021年阿加糖酶α注射用浓溶液被纳入了医保目录，罕见病患者再次迎来了新的曙光。

自2021年开始，小刘终于可以规律地每2周来医院一次，输注阿加糖酶α注射用浓溶液，酷暑、寒冬从未间断。无论天寒地冻还是烈日炎炎，医院的神经内科都一如既往地忙碌，而每每见到小刘，大家也都会亲切地和她打招呼。

这个曾经被生活抛弃、折磨的女孩子终于迎来了属于自己的幸福时光，历经坎坷的她总算可以像其他的女孩子那样去工作、恋爱、结婚，享受美好的生活。

2022年的夏天，小刘告诉我们一个好消息，她怀孕了，即将成为一名母亲。我们都感受到了那份喜悦，由衷地替她感到高兴，不过高兴之余，又不免担忧，整个妊娠期将如何帮助她顺利度过？这一阶段的治疗将如何开展？药物是否可以继续应用？胎儿是否会受影响？一大堆的问题，如果没有经验可以借鉴，那就只能摸着石头过河。

我们立即咨询了北京的医学专家，组织包括神经内科、肾内科、心内科、产科、儿科等相关科室进行多学科MDT，定期对准妈妈小刘进行医学评估，产前也是多学科联合诊疗，对胎儿进行基因筛查。

好事成双，小刘的宝宝完美避开了基因缺陷，怀胎十月，我们陪伴着她共同迎来了生产时刻。那一天，产科派出了顶级专家，儿科医生随时待命，以便第一时间应急处理……大家严阵以待。

终于，伴随着婴儿悦耳的啼哭声，大家悬着的心终于落地——生产顺利，这个宝宝的到来不仅为自己打开了生命的新篇章，更让升格成为母亲的小刘创造了生命的奇迹。

相信在未来的日子里，她和她的宝贝一定能够拥有多姿多彩的生活，可以成就更为美好的人间佳话。

疾病概述

法布里病（Fabry disease）是一种罕见的 X 连锁遗传性疾病，由于 X 染色体长臂中段编码 α- 半乳糖苷酶 A（α-Gal A）的基因突变，导致 α- 半乳糖苷酶 A 结构和功能异常，使其代谢底物三己糖神经酰胺（Globotriaosylceramide，GL-3）和相关鞘糖脂在全身多个器官内大量堆积所导致的临床综合征。

两只畸形足和两袋大米的故事

Charcot-Marie-Tooth 病女孩和她的父亲

故事概述　　畸形足和大米并无直接联系，但诚如文中所述，这两袋大米恰恰反映出了罕见病畸形足孩子及其家长在求医治病过程中的复杂情愫。罕见病关爱，不仅仅要精准诊断，更要打破学科之间的壁垒，考虑选择合适的治疗方法提高其生活质量，在整个随访过程中，在观察疾病进展的同时，更不能忽视患者细微的心理变化。也许，畸形足和大米之间有着某种必然联系，还不为我们所知，但不管怎样，值得我们深刻体会。

在众多肢体畸形的患者中，这位腓骨肌萎缩症患者给我留下的印象最为深刻。她因双足畸形、走路不稳，进行性加重，曾辗转多家医院，最后在北京协和医院确诊为 Charcot-Marie-Tooth 病（Ⅰ型，脱髓鞘型），也就是"腓骨肌萎缩症"。当时尚无特殊治疗方法，为矫正畸形，改善走路姿势，孩子在我原来所在的单位实施了外科矫形手术，获得满意疗效。

手术后 2 年，孩子爸爸联系我，说孩子放假了，计划从黑龙江来北京复查，我一口答应了。我有一个习惯，因为国内学术会议比较频繁，会经常出差，于是便常规在网站发布会诊和随访信息，以方便当地或周边患者就近复查。

我随手翻查了学术会议列表，最近恰好有一期将在内蒙古举办，通辽一场，乌兰察布一场。于是我问他"如果到通辽复查，会不会方便一些？"

他说："那肯定是，就不用跑到北京啦。"

"好，那就通辽见。"事情就这样敲定了下来。

时间飞快，学术会议在内蒙古通辽如期举办。我提前一天抵达，给孩子爸爸以及其他几位患者发了位置，按照日程表约好了发言结束后的会诊时间。

第二天，我演讲的时候，在偌大的会场里突然看到一双熟悉的眼睛正在盯着我。所有的学员并没有觉察到什么，我的内心却感受到了震撼，在那双眼睛里我分明感受到了患者对医生的那种崇拜，这令我颇为在意，甚至不敢对视。因为他们不知道，我在心中认定，正是这些患者为医学的进步与发展做出了贡献，尤其是罕见病患者及家庭的巨大付出，才使得医务人员破浪乘风，百尺竿头更进一步。

和孩子爸爸见面后，他紧紧握住了我的手，表达了真切的感激之情。他说，虽然清晨5点钟便从家里出来，但让他高兴的是能在9点钟顺利赶到宾馆，还荣幸地听到了我的报告，让他大开眼界。

会议室门口的茶歇区铺着地毯。我拉着孩子在沙发上坐下来，开启了"门诊"模式。此时，当年的小家伙已经出落成大姑娘了。在得知她并没有明显的疼痛和不适之后，我请她脱掉鞋，查看双脚。她的足部外形完全正常，我感到非常开心，因为足踝的形态是关节功能的基础，也常常是矫形外科医生矫正的目标和最为关注的方面。

接下来，我请她挽起裤管立正站好，通过前后左右的观察，没有马蹄畸形、高弓畸形、仰趾，也不存在明显膝外翻，只有一侧的跟骨轻度内翻，足底外侧小胼胝。尽管她的小腿纤细一如"鹤腿"，但总体匀称协调。请她来回走一走，显示双足稳定，抓地有力，没有明显的跨阈步态。我的评估结果为95分，建议以后每年复查一次即可，并向孩子爸爸表示祝贺。

孩子爸爸紧锁的眉头舒展开了，他回忆说，当年确诊为腓骨肌萎缩症费了好大的周折，几乎没有医生根据双足的外观和一般的检查推断疾病的本质，肌电图显示神经传导速度减慢，肌肉活检发现神经源性肌萎缩，神经病理提示为脱髓鞘，最后还是基因检测显示 PMP22 和 MPZ 基因突变，才做出了最后诊断。

虽然经过一系列的求医问药，孩子爸爸知道了很多疾病细节，但仍不能找到有效的治疗方法，直到最后病情已经影响到走路，孩子经常摔跤，更成为了他的心病。所幸找到了矫形外科，接受了双足畸形的矫正手术，包括肌腱松解、肌腱移位、截骨和外固定架等。孩子爸爸说了一大堆专业术语，如数家珍，看得出来，他已经对这个病非常了解。

接下来，他表示，感谢医生选用可调节的外固定器将足踝畸形矫正得如此完美，同时也给了孩子在学校与同学们玩耍的自信。他言语之间极为诚恳，眼里还闪动着泪花。我知道他在发自内心地向我表达诚意，这令我备受感动。我很赞同孩子爸爸的说法，应该针对罕少见病，诸如这类腓骨肌萎缩症（足踝畸形）等疾病多做科普，让更多人了解真的很重要，免得重蹈覆辙。别看这些病发病率不高，但由于诊断不那么简单清晰，找不到相对应的专业医生，其就诊过程着实令人痛苦。

其后，话题再次回到疾病本身。跟骨内翻、足底外侧小胼胝，我告诉他，这俩是一回事，要给予足够重视。随着孩子的成长，一旦锻炼不及时、不到位，仍然有可能复发或出现新的畸形，比如目前的小胼胝就是。

我继续解释说，康复锻炼是对手术的补充，应贯穿孩子青春期发育的始终，通过足部向外的主动力量练习可减轻这种情况，每天有意识地练习两次即可。说着，我用右脚比划了几下，这一示范，他俩立即就明白了。另外，我还推荐将孩子的鞋垫做个简单的改装，外侧厚于内侧半厘米，同时拿起笔，随手画了一个简单明了的示意图。通过鞋垫这个自制矫形器可以做到巩固疗效，避免复发，以及弥补孩子练习不足等情形。关键是，这种方法极其简单，而且不贵。孩子爸爸听得满脸笑容，连连道谢。

不知什么时候，大会秘书已来到我们身边，提示我一会儿还有讨论环节。此时，孩子爸爸也不失时机地起身告辞。在离开前，他掏出钱包说，能在家门口复查节省了很多时间和花费，尤其是医生的解释、处理还如此到位，于情于理都应当给付诊费。而随后，他还拎出特地为我准备的两袋五常大米，补充道，这是家乡最著名的，也是家里唯一拿得出手的东西，请我务必收下。我则表示，千万不用客气，最重要的是能为孩子复诊带来方便，也是我的荣幸。最终，他的热忱实在无法推脱，我只得留下了大米。

然而就在他们正要离开之时，我赫然注意到孩子爸爸也是跛行状态。

我立即伸手一把拉住了他，说："就耽误一分钟，麻烦您脱了鞋我看一眼。"

我知道这个病是有遗传倾向的。他开始说不用了，但在我的坚持请求之下，还是脱掉了一只鞋。果然，孩子父亲也是马蹄高弓内翻足，足趾畸形，但相较于孩子，病情明显严重和僵硬。

我点点头，告诉他："您的情况跟孩子之前一模一样，是可以治疗的，建议还是早点治，以免发展到骨关节炎。"

他却呵呵一笑，说："不用不用，走路也不碍事，我就不治了，先给孩子治好了吧。"

突然间，我似乎明白了许多，而且第一次发现，原来笑容里也可以蕴含这么多的无奈。

其后每年，孩子爸爸都会陪着女儿按时来找我复查，而她恢复的效果一直很好。复诊时，他们也总会带来两袋五常大米，每袋 5 斤装，足够吃上一整年。后来，疫情期间，我推荐患者们使用视频复查，必要时再来北京。其实视频复查本就是举手之劳，但即使如此，我还是会收到他寄来的大米。

再后来，我于心不忍，告诉他不必总是这样做，并强调"我搬家了"，而自那以后他没有再寄来大米，也不再打电话复查。但我想，我永远不会忘记那个家住黑龙江五常，忍受着自己病痛，一心为女儿康复奔波的父亲，和他那真挚、美好的情谊。

疾病概述

腓骨肌萎缩症（Charcot-Marie-Tooth disease，CMT）是一组遗传性周围神经病，目前已发现的致病基因达 60 余种，其主要特点为慢性进行性、长度依赖性运动及感觉神经病，最常见的表现为下肢起病的、缓慢进展的肢体远端肌肉萎缩、无力和感觉缺失。根据上肢运动神经传导速度主要分为髓鞘型和轴索型。根据遗传方式、临床表现以及电生理，CMT 主要亚型包括 CMT1-4 以及 CMTX。此外还有 CMT5-7、dHMN（远端型遗传性运动神经病）、HNPP（遗传压迫易感性周围神经病）。在每个亚型中，不同字母代表不同基因突变（如 CMT1A，CMT1B）。

念念不忘，终有回响

甲基丙二酸血症合并多脏器功能损害宝宝的最好回报

故事概述　　本文中的"元宵"小朋友就诊时还是 3 月余的婴儿，临床已明确诊断为甲基丙二酸血症，合并多脏器功能损害，既往有喂养困难、体重不增，反复多次住院，在给家长讲明病情后，积极给予药物治疗、手术干预，病情得到控制。其间，孩子父母亲经常会念叨"什么时候会走路？""什么时候会喊爸爸？"，这些无不令人印象深刻。通过间断性的康复训练，终于在孩子 3 岁时这一切美梦成真……这也许就是孩子对父母一直以来的坚持、期盼给出的最好回报吧！

"孩子什么时候会走路啊？"

"什么时候能喊爸爸妈妈呀？"

这些问题，"元宵"小朋友的爸爸妈妈不知道念叨过多少次了……现在，这些美好的愿望不仅已经实现，而且可以肯定的是，2023 年的春节应该是近几年来他们全家过得最为开心、舒心、安心的春节！

4 年前，盛夏时节一个炎热的下午，年轻的父母抱着怀中名叫"元宵"的小宝贝来医院就诊。

那时的"元宵"才 3 个半月大，体重仅 5 kg。家长说，孩子易烦躁哭闹，进乳少，吃吃停停，反复进乳，睡眠差（一次半小时左右），尤其是近 2 个月体重不增，伴有腹泻，每天 10 余次大便，每次量不多，呈稀水样，口服益生菌效果不好。

等把"元宵"放到检查床上，我掀开薄毯，映入眼帘的是一个弱小、四肢皮肤发花的男宝宝，面部皮肤粗糙，遍布湿疹及汗疱疹。经过进一步检查，我们发现孩子的前囟大，2 cm×2 cm，触之尚软，皮肤有汗，心肺听诊无明显异常，腹部触诊无特殊，肠鸣音活跃，四肢活动可。

其后，家长拿出"元宵"在其他医院的病历资料——血尿代谢报告提示甲基丙二酸血症，血生化同型半胱氨酸增高，心脏彩超示卵圆孔未闭，腹部肝胆胰脾肾彩超没有问题。我追问病史，别看"元宵"年龄甚小，反复住院的次数可是不少了。

出生后1周，"元宵"就因为"新生儿高胆红素血症"住院，病历显示血常规白细胞低、血小板低，胆红素明显增高。第二次住院是因为患儿反复呼吸费力，在当地间断给予吸氧治疗。第三次，孩子在2月龄时因"体重不增、肺炎"在另一家医院住院，其间发现尿有机酸检查示甲基丙二酸增高，1周后再次复查血尿代谢，明确提示甲基丙二酸血症，给予维生素 B_{12}、左卡尼汀、叶酸、维生素 B_6 等治疗，后来又因为复查血维生素 B_{12} 明显增高，家长暂停应用维生素 B_{12}，仅服用左卡尼汀口服液治疗。

此时，"元宵"的父母已经在焦虑地问："医生，我家孩子到底是不是这个病？究竟应当怎样治疗好呢？我们也做了基因检查，现在结果还没回来。"

依据病史、临床表现、辅助检测，我郑重地告诉家长："孩子临床诊断甲基丙二酸血症合并高同型半胱氨酸血症是明确的，这种疾病目前有比较成熟的诊疗方案，一般规范治疗后效果还是很不错的。现在孩子的整体情况欠佳，考虑甲基丙二酸血症有合并多脏器功能损害的可能。"

和孩子家长沟通后，首先为"元宵"完善血常规、肝肾功心肌酶等检查。结果一如所料，除血常规基本正常外，孩子的肝肾功、心肌酶均有损伤。依据诊疗规范，我们为孩子制定了治疗方案，维生素 B_{12} 肌内注射，口服左卡尼汀口服液、叶酸片，并自购了甜菜碱口服，同时结合患儿烦躁哭闹、睡眠差、腹泻，给予补充维生素 AD 以及免乳糖奶粉喂养。

大约1周后，带孩子来医院复查的家长告诉我们，"元宵"的烦躁哭闹、睡眠、进乳等情况均好转，腹泻也减轻了。基因检测结果出来了，报告显示为 MMACHC 基因复合杂合变异。"元宵"的甲基丙二酸血症合并高同型半胱氨酸血症诊断明确，加之临床症状得到改善，因此可以继续使用之前确定的方案治疗。

2 周后再次复诊，家长诉孩子的进乳量 100 mL/ 次，烦躁哭闹好转，体重较前增长，达到了 5.5 kg，但囟门较前明显凸起。于是我们为他检查了头颅 CT，果不其然，"元宵"合并了重度脑积水。同时复查血尿代谢，尿甲基丙二酸较前明显下降，血代谢指标改善。尽管这次用药积极，但由于孩子既往 1 个月未规范用药，所以即便当下血尿代谢均好转，患儿还是出现了脑积水。

在我们的建议下，家长前往北京大学第一医院就诊遗传代谢专科门诊及小儿脑外科，并很幸运地见到了北京的专家，他们均建议继续药物治疗，并为孩子准备实施脑积水手术治疗。

1 个月后复诊，孩子的血心肌酶和肾功能基本恢复正常，肝功能转氨酶较前升高，家长更换了进口的维生素 B$_{12}$。

3 个月后，经多方努力，"元宵"在 6 月龄时，于北京大学第一医院做了"脑积水脑室腹腔分流术"。术前检查显示，患儿的肝功能已恢复至正常，血中的总同型半胱氨酸也明显下降了。

手术很成功，术后在家休养了半个月，爸爸妈妈送"元宵"来院准备开始康复训练。医院先为其完善了发育评估，8 个半月的"元宵"发育年龄为 2 ~ 3 个月。鉴于孩子原本体弱，而那时正是天寒地冻的季节，存在容易引发感冒等不利因素，经康复评定后给出的建议是，实施家庭康复训练，并由医务人员给予指导。

2020 年的春天姗姗来迟。

随着天气渐暖，脑积水手术后 5 个月，家人将已经 11 月龄的"元宵"送来医院进行康复训练。这时，孩子抬头仍不稳，不会翻身。家长无可奈何地表示，冬天寒冷，尽管小心呵护，"元宵"还是反复遭遇了感冒，而且周围温度过低，孩子穿得厚，训练起来也极不方便，此外，因为他的脑部做了手术，也害怕动作大了会碰到分流管……终于盼到天气暖和了，于是赶快带他来康复治疗。

家长的坚持，孩子的不幸，令我们侧目。大家为"元宵"制订了康复训练计划，这是一系列的运动训练、作业训练、理疗等综合康复治疗，1 个康复疗程约 1 个月。

第一个康复疗程结束，"元宵"抬头稳了，学会了翻身，只是还不够灵活；

第二个康复疗程收尾，孩子翻身灵活了，可以靠坐；第三个康复疗程效果为，宝贝能够独坐片刻，前方保护反应。复查评估，整体进步明显。"元宵"小朋友确实达到了训练 1 个月，进步 1 个月的追赶目标。

虽然我们对康复效果还是比较满意的，但"元宵"的家长有些着急，他们依旧在担心，不知道孩子能恢复到什么程度，特别是"元宵"的爸爸会反复追问："医生，孩子什么时候会走路啊？"

是啊，正常的孩子大多 1 岁 2 个月就可以自己走路了，也难怪这位父亲会一直念叨，这看似普通、近在咫尺的目的地，现在却似乎成了难以抵达的彼岸。

"一般情况下，孩子从不会抬头（2～3月）到走路（1岁2个月）还需要 1 年的时间呢，'元宵'宝宝本身有基础病，中间经历了那么多苦难，现在才短短 3 个月就能训练进步到这种程度已经很争气了，您放心，只要坚持下去，一定能有更好的效果"。我们耐心地安慰他、鼓励他。

第四个康复疗程后，"元宵"独坐较前更稳；第五个康复疗程时，小家伙无意识地喊了"爸爸妈妈"，独坐稳定性增强，出现独坐侧方保护……这样日复一日，直到 2020 年 10 月后，天气又逐渐转冷，鉴于既往经验，孩子暂时回去坚持用药治疗，并居家进行康复训练。

2021 年 5 月，电话随访，获悉"元宵"会自己下床、扶站、沿着床走。原本按照计划，7 月会再来我院进行康复训练，谁知疫情和水灾的到来，又一次打乱了既定的医院康复计划。

一晃又是半年过去了，时间来到 11 月，由于在家进行康复训练的"元宵"进步不甚明显，因此需要住院后专业指导下一步完成康复训练。这次的康复连续坚持了五个疗程……

在经历了 10 个月的康复训练后，2022 年 5 月，3 岁大的"元宵"终于学会了走路，有意识地喊出了"爸爸，妈妈"。

正所谓，"念念不忘，终有回响"。小小的生命也会创造大大的奇迹。医学技术的发展让很多疑难、罕见疾病有了治愈的可能，尽管道路曲折，过程艰难，但父母坚持不懈地就诊、对孩子深切地关爱，加上"元宵"自己的顽强和努力，大家终于达成了简单、质朴又无比珍贵的期盼。我们都由衷地为他们感到高兴！

最近一次电话随访，"元宵"3岁半了，他走路更稳了，马上就要跑起来了，而且可以自己吃饭、喝奶，动手剥橘子，"爸爸、妈妈"喊得更清晰、更甜蜜、更富有感情，父母也格外开心地逗着自己的宝贝，这一切，都通过电波从电话的那端传了过来。

祝"元宵"小朋友站得稳、走得远、跑得快，取得更大的进步，祝"元宵"一家人，平安、幸福！

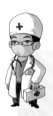

疾病概述

甲基丙二酸血症（methylmalonic acidemia，MMA）又称甲基丙二酸尿症（Methylmalonic aciduria），是我国最常见的常染色体隐性遗传的有机酸代谢病。MMA由甲基丙二酰辅酶A变位酶（methylmalonyl CoA mutase，MCM）或其辅酶钴胺素（cobalamin，cbl；也即维生素B_{12}，$VitB_{12}$）代谢缺陷所导致。根据酶缺陷类型，可以分为MCM缺陷型（Mut型）及维生素B_{12}代谢障碍型（cbl型）两大类。Mut型又可依据MCM酶活性完全或部分缺乏分为Mut0和Mut-亚型；cbl型则包括cblA、cblB、cblC、cblD、cblF等亚型。根据是否伴有血同型半胱氨酸增高，可以分为单纯型MMA及合并型MMA。

父母的爱与坚守，
让 32 岁的他活出别样的色彩

罕见病脊髓性肌萎缩症（SMA）-2a 型患者的生命奇迹

故事概述

从接诊然然一家到今年，已经快 4 年了，其间与这一家人接触的点点滴滴，每每让我感动不已。作为一名罕见病医生，以往在诊治 SMA 等罕见病的过程中，由于无药可用，很多时候充满了无力感，有时候也会怀疑自己在临床工作中的付出价值在哪里。然而，当在患者身上看到了他们对生命的渴望和与命运抗争的勇气时，我常常被激励和治愈，从而获得继续前行的动力。今天，随着修正治疗药物的出现，在接诊这些 SMA 患者时，看着他们取得或小或大的进步，内心都会被幸福感所充盈，这也让我对 SMA 未来的治疗充满了信心。我相信，随着近年来新兴药物和临床管理的不断进步，罕见病 SMA 的治疗将变得越来越有希望。随着国家政策和社会各界人士的支持，SMA 患者和家庭面临的阻碍将逐渐去除。未来，有更多如然然一样的患者将会迎来更加美好的明天。

"我知道我的儿子是一个身体残缺的人，但是只要他活着，我们的家就是完整的。"这句话是罕见病脊髓性肌萎缩症（SMA）患者然然的妈妈对我说的，这可能也是万千 SMA 患者父母内心共同的信念，更是支撑着他们不断地给予孩子关爱与陪伴的动力。

但是与众不同的是，患者然然并不是简单地"活着"，在父母的爱与坚守中，他历经千难万险，从半岁确诊直到现在，已经走过了整整 32 年的崎岖之路，生命不仅获得了精彩的长度，还实现了难以飞越的宽度，活出了别样的色彩！

点滴之爱，使不可能成为可能

虽然我已经在神经科工作多年，见过不少神经系统罕见病患者，但然然依然给我留下了深刻的印象。

在然然刚刚满月的时候，他的父母就发现他跟其他同龄的新生儿有点不一样……因此，原本应该非常喜庆的满月却变成然然求医问药生涯的起点。未满半岁的他被父母带着辗转于各家医院就诊，经过一系列检查，最后被诊断为脊髓性肌萎缩症（SMA）-2a 型。

根据起病年龄和所获得的最大运动功能，SMA 由重到轻分为 0 ~ 4 型，其中 2a 型 SMA 的患者仅有短暂的独坐能力，不能独站独走。然然就是这样的宝贝，最好的时候可以独坐 15 分钟左右，但从来没有获得过独自站立和行走的能力。从确诊 SMA 的那一刻起，他的身体就似乎一直被病魔封印，套上了沉重的枷锁，根本无法像其他正常发育成长的小朋友一样自由自在地站立、行走、奔跑、跳跃，甚至独坐在后来也成为一种难以企及的奢望。

由于 SMA 患者的肌肉会出现进行性肌无力和肌萎缩，随着然然长大，肌肉的力量越来越弱，就像坐的能力难以企及一样，一些重要的生活功能也在渐渐丧失。原本他还可以自行吃饭，咀嚼和吞咽也与常人相差不多，但后来咀嚼和吞咽越来越慢，逐渐无法自己吃饭。即便是一日三餐，最普通的一顿饭，他也需要在家人的帮助下足足吃上 1 个小时。更为严重的是，随着 SMA 的发展，他的呼吸肌也受到累及，对普通人来说小小的感冒发烧，对他来说却可能发展成致命的肺部感染。他就算睡觉，竟然也会有生命危险，除了右侧卧位，其他姿势都会导致明显的胸闷、憋气，所以也需要家人特殊的照顾。此外，由于运动功能逐渐下降，SMA 给他带来的脊柱侧弯、关节挛缩等问题也越发严重。

由于然然时不时会发生肺部感染，身体的残疾也非常严重，他已经没有机会像其他孩子那样到学校去接受相关的教育。事实上然然从小就聪颖好学，因此他的父母从来没有放弃助力他畅游在知识的海洋里，即便没有接受过正式的学校教育，他还是以惊人的毅力自学了编程，并且成为一名网络论坛的管理员。

在然然坎坷成长的过程中，每一次看似微不足道的小小意外或不注意，都有可能引发生命危险，而他的父母则全力以赴，倾注了无限的爱，给予他 24 小时从不间断的、全方位的、无微不至的呵护和照顾，也正因如此毫无保留的付出，才使他在父母点点滴滴如甘露般爱的浇灌下，创造了奇迹，让很多的"不可能"成为令人惊叹的"可能"，他不仅已走过 30 余年的温暖岁月，还能在网络世界中发挥着美丽的光和热。

细微进步，都会带来巨大信心

2018 年，然然通过基因检测获得了疾病的最终确诊。后来，SMA 的疾病修正治疗药物正式进入中国，为众多国内的 SMA 患者拉开了修正治疗的序幕。可以说修正治疗药物的到来，像一束耀眼的光，驱散了过去"无药可用"的阴霾，为 SMA 患者和家属带来了希望。

然然也是在这个时候来到我们医院接受治疗的。2019 年，经历了近 30 年"无药可用"的黑暗日子后，然然终于用上了第一款疾病修正治疗药物。由于经常上网，然然也关注到了 SMA 领域的治疗进展和不同药物选择。他自己学习了很多关于 SMA 的最新治疗方法，每天像海绵一样，孜孜不倦地吸收着国内外关于 SMA 治疗的最新知识。一有机会，他还会"化身"一名"小医生"，跟我们讨论起国内外的一些最新的 SMA 案例、用药经验、最新疗法和支具使用等。凭着每天钻研 SMA 国内外的前沿治疗方案，他甚至还会跟我们共同讨论他自己的治疗方案。2022 年，在口服小分子药物进入中国后，然然提出应用这一新型治疗药物。在与然然进行充分沟通，让他了解到不同疾病修正治疗药物的特点后，最终大家决定对治疗方案做出调整。

坚持疾病修正治疗已经有几年时间，然然对自己疾病的情况有着非常清晰的认知，他明白对于像他这么严重的 SMA 患者来说，再神奇的药物也不可能带来立竿见影的效果。因此他和父母并不奢求不切实际的改善，反而是任何小小的进步都令他们为之欣喜若狂，也会非常兴奋地向我报喜。有一次，他父母激动地跟我说，然然又可以不用支撑独立坐上 1 分钟了，要知道他失去这种能力已经 20 多年了，这对他们来说无疑是一个巨大的惊喜。对我们医生来说，看到疾病修正治疗给患者带来的进步也感到无比的喜悦。无论是患者还是医生，我们都能从这些看似细微的改善中获得巨大的信心。

跨越难关，努力奋进从未止步

然然的家庭原本就并不十分富裕，母亲因为要 24 小时照顾儿子，很早就不再工作，家里只有父亲一人在外工作，为了多赚点医药费，父亲更不得不到处奔波。但是为了给然然治病，即使一开始面对属于天价状态的 SMA 药物，他们也在所不惜，好在其后这些疾病的修正治疗药物都先后进入了国家医保目录，这无疑大大减轻了然然一家的经济负担。"健康中国，一个都不能少"，国家对罕见病患者关爱有加，利用医保谈判极大地降低了药物费用。有了国家做后盾，他们跨越了经济负担沉重这一难关。

在治疗期间，因为新冠疫情肆虐，然然家所在的城市实施了比较严格的封控管理，在那段时间，无法用药便成了他们一家最大的难题。幸运的是，社会各界人士都在关心关爱罕见病患者，通过所在城市各行各界"逆行者"的共同努力和爱心接力，为他及时送上了"救命药"，这让然然一家最终度过了这段最困难的时期。

在这一轮全国感染高峰期间，然然在父母的严密保护下，幸运地躲过了新冠病毒感染。要知道，像然然这样严重的 SMA 患者，普通的感冒发烧就会使他们出现呼吸衰竭，甚至带来生命危险，一旦感染上新冠病毒，病情势必比常人更为严重。从疫情肆虐开始，到后来的全国感染高峰期，几年来，然然竟然可以一次又一次地躲过病毒感染，全身而退，这些"幸运"更多源于他的父母能够不遗巨细地为他创造尽量远离病毒的安全环境。他们就像在疾风暴雨中摇摇晃晃为幼鸟遮风挡雨的雌鸟一样，张开有力的翅膀保护着柔弱的然然，令人动容。

除了经济和疫情，然然一家还跨越了太多很多常人无法想象的难关。比如，为了在晚上睡觉时能及时给然然翻身，他的母亲每夜都需要起床 7～8 次。她曾说过，"这么多年来，我没有一次连续睡上超过 40 分钟的觉，到现在连生物钟都已经习惯了，一到时间就会自动醒来"。一路走来，32 年的艰辛，32 年的坚持，他们付出了常人难以想象的心血。这已经不是能够用"可怜天下父母心"来形容的，父母事无巨细的关心、无怨无悔的爱护给然然撑起了一把生命之伞，为他遮风挡雨，护佑他一路走到现在，绽放了自己的生命光彩，实现了自己的社会价值。

我坚信，在今后的生活中，然然一家人齐心协力，与多舛的命运奋力搏斗，闯过重重难关，继续实践现代医学的创新与发展，不断创造生命的奇迹。

疾病概述

脊髓性肌萎缩症（spinal muscular atrophy，SMA）是由于运动神经元存活基因 1（survival motor neuron gene 1，SMN1）突变导致 SMN 蛋白功能缺陷所致的遗传性神经肌肉病。SMA 以脊髓前角运动神经元退化变性和丢失导致的肌无力和肌萎缩为主要临床特征。

何时能终止这悲伤的"舞蹈"

罹患亨廷顿舞蹈病的妻子和家庭

故事概述

目前，没有任何药物可以改变亨廷顿舞蹈病的自然病程，但可以采取对症治疗，改善临床症状和减少舞蹈样动作。对于既往有家族史的潜在患者来说，最重要的检查就是做基因检测，因此，可以通过致病基因鉴定进行确诊，也为后代的优生优育提供了遗传咨询依据。有道是"山重水复疑无路，柳暗花明又一村"，人类之所以贵为万物之灵，正是因为我们从不放弃任何一类群体，每一次人类推动科技的探索，终将改变一小部分群体的命运。

一个平静的下午，我正坐在诊室里等待下一位患者就医，一对四五十岁的夫妇推门而入，进来的男子焦急地说："大夫，我媳妇得了抑郁症，快帮我们看看。"

抑郁症？看了女子的状态，似乎情绪确实不是很高。我请她们坐下，慢慢问那女子："你自己觉得怎么样？能给我详细说一说有什么不舒服的情况吗？"

"其他医院给诊断的抑郁症，治疗之后效果并不是特别好，所以我们还想再看看。"男子急忙替她回答。

我继续追问，平时是否有明显情绪改变，高兴不起来，甚至总是想不好的事情，或者失眠之类的，女子都回答"没有"，但同时，她又像很紧张似的一直在不自主地"搓手"。

"她这个是不是因为脑萎缩啊？"男子又问。

"为什么会这样想啊，她还这么年轻。"我回答道。

"因为……她家里人有脑萎缩，所以我觉得她是不是也有这种情况的可能。"男子说。

哦？她的家里人有脑萎缩？我警觉起来，看来她还真的可能不是单纯的抑郁症。

"家里人的情况都是什么样子的，能描述一下吗？"我继续问女子。

"具体的我也不太清楚，只知道妈妈和一个哥哥有病。"

"那手为什么不自主地动呢，从什么时间开始的？"我接着问。

"我自己没什么感觉，但是周围人提醒说我的手在不自主地动，可能有半年多的时间了，平时也没特别影响生活，所以我也没太注意。现在，我又开始记忆力下降，经常一转头就忘记刚发生的事或要做的事，导致工作受到严重影响，这才开始反复去医院看病，其他医生说这是抑郁症。"慢慢地，女子把自己的情况较为详细地表述了出来。

"建议选择住院，咱们详细检查一下吧。"我对他们说。

入院后，我们为她进行了相关检查，但初步的检验、头颅磁共振都未见明显异常。从无创到有创，接下来就要进行腰椎穿刺检查了。因为患者体重基数比较大，我们找到家属谈话，告知穿刺的相关风险以及失败的可能性，在反复进行了两次穿刺后，完成了脑脊液的检查。在穿刺的过程中患者笑眯眯地很是合作。脑脊液结果出来后显示未见明显异常。我们和家属沟通，接下来需进行基因检查，家属对检查也积极配合。

在多次沟通过程中，男子告诉我们，他很担心妻子得的是遗传病。虽然不清楚具体情况，但他听说妻子的母亲在生病后没有治好便去世了，而结婚后，他更是全程目睹了妻子的哥哥是怎样由一个正常人逐渐变成生活不能自理的人，没有成家立业，过得很困苦。

因此，当他发现妻子出现了和平时不一样的状态时便很担心，唯恐妻子也得了相同的疾病，加上之前在其他医院的治疗一直没有效果，甚至连诊断是否正确、是不是"抑郁症"都没能弄清楚。他觉得如果能早点诊断清楚，没准儿就可以早点治，那样是不是就能把病治好，或者不让疾病发展到很严重的程度呢？

他俩家里现在两个孩子，多希望自己的孩子们能身体健健康康，生活幸福美满啊！他一心想把爱人的病弄清楚、治好了，以后也能让孩子们避免出现这些类似的情况。

我的心情很沉重。

现在，对于她的疾病，我已经有考虑的方向，大概率可能是基因病，并很像亨廷顿舞蹈病，但是听到家属这样说，真不知道要怎样去告知、安慰他们……

犹豫再三，我只能说："咱们先继续查，等结果出来再进一步明确吧。"与此同时，我与家属沟通了进行基因检查的相关细节。基因检查可以查全套基因，也可以按照目前可能性大的几个疾病先进行部分基因检测，等结果出来，如有相关异常，患者本人及子女可以再进一步检查。男子权衡之后选择了按照我们考虑的方向先小范围进行检查。

抽血顺利，化验送检。

基因检测采样送检完成后，患者便可以出院等结果了。两周之后，检查报告单放在了办公桌上。三核苷酸CAG重复拷贝数为46，亨廷顿病诊断结果为阳性！

看着检查结果的我内心五味杂陈。我甚至不知道是该庆幸这么顺利地就为她确诊，让患者和家属不必再反复曲折求医，让男子不再为妻子的疾病倍感困惑，还是该叹息又一个家庭将饱受这种疾病的折磨，无法幸免呢？我的眼前浮现出谈话时男子那真诚的面庞，他只是想让自己的妻子和孩子健健康康地生活，但现在，就连这么简单朴素的愿景也成了海市蜃楼，难以实现了。

最终，我打通了男子的电话，告诉了他这个遗憾的结果，并将目前关于亨廷顿的相关治疗和他做了沟通。因为目前他爱人的疾病发现得早，许多症状并未显现，症状也没有那么严重，可能暂时不用吃药。但在日后的生活中，随着疾病的进展，需要预防因舞蹈症导致的外伤，还应评估舞蹈症对患者日常生活能力的影响，以确定药物治疗的利弊以及是否启动药物治疗。

由于此病的实际情况颇为复杂，故一旦用药，其间需反复就诊，根据患者病情调整个性化用药。在后期疾病进展到影响正常生活后，可能还需要一些辅助治疗包括康复治疗，生活辅助设备如软垫、躺椅和床垫等，以减少外伤风险等。但截至目前，各种治疗都没有特别确切的疗效。

他很认真地听我说了这些情况，久久没有说话。半晌，他问孩子怎么办，现在他们看着都好好的，如果突然让他接受未来某一天，两个孩子很可能会有一个发病，他感到很残忍。我告诉他，子女也可以进行基因检测，而且确实也存在着不发病的可能性。听后，他再次沉默不语，隔着听筒，我甚至能感到他在强忍泪水。

最后，他用颤抖的声音说："谢谢您！"他先考虑考虑，如果有需要再和我联系，然后挂断了电话。

这通电话之后，我同样也感觉到了深深的无力感。

作为父亲，他本来憧憬着自己女儿组建美好家庭，儿子顺利完成学业，健康成长，但这看似平静的生活，从现在开始随时可能在某一天突然被打破。

作为医生，对于罕见病，我突然生出一种迷茫之感，不知道对于患者而言，被明确诊断出来是一种幸运还是不幸，抑或不如"难得糊涂"，宁愿不被诊断。毕竟就基因病患者的家属和子女而言，亲人被诊断后很可能会是另外一种折磨，那就是明知自己存在同样的缺陷，却无法预知或控制什么时候发病，一如命运不能掌握在自己手中一样。如果组建了美满的家庭，却不能完整走过，有了子女，却无法陪伴一生，个中滋味，会酿出怎样的苦，成为多少家庭的悲剧。而倘若就此放弃生活中的其中一种方式，对他们又何尝不是一种别样的残忍……

后来，男子没有再联系我为子女进行检测，我能理解，这样的他可能选择了"难得糊涂"，而这又怎能说不是深沉的父爱啊。

亨廷顿舞蹈病有着最美丽的名字，确诊者却似乎用破碎的生命诠释着最悲伤的"舞蹈"。现在我们一直在不断地努力，以期让更多人对疾病有所了解，提高疾病的诊断率。也正是这样一批不肯停歇，拼命努力的人，让一些相关药物临床试验以及基因疗法有了突破性进展。衷心希望我们能更深切地了解它，从而更好地攻克这一疾病。

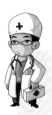

疾病概述

　　亨廷顿舞蹈病（Huntington's disease，HD）又称亨廷顿病，是一种隐匿起病，以舞蹈样不自主运动、精神障碍和痴呆为特征的遗传性神经系统变性病，为常染色体显性遗传。其致病是由位于4号染色体短臂的亨廷顿基因IT15（interesting transcript 15）上的CAG三核苷酸异常扩增突变所致。

扑朔迷离的抽搐

捉住牵动真相背后的那只"手"

故事概述

小张因为癫痫发作入院治疗，急诊检查发现静脉窦血栓形成，血液检查发现高同型半胱氨酸血症，而这并不是诊断的终点，随着一步步深入检查，抽丝剥茧地分析，透过扑朔迷离的表象最终得以揪出背后基因这只无形的手。青少年患者属于敏感人群，从开始的抽搐到最后的基因检测患者的父母始终焦虑不安，源于大多数基因病无法治疗还可能遗传，父母曾一度想让孩子休学。不过小张无疑是幸运的，简单的维生素就可以改善控制他的症状。经过合理的治疗方案，他已重返校园参加高考，如今的他与千万普通少年一样，继续在大学里面肆意挥洒着青春。

2020 年 9 月 11 日上午 11 点左右，查完房的我正在修改病历，突然急诊打来电话，希望我去帮忙看一个患者。电话中简单描述说，这是一个高三学生，在学校上课时突然发生抽搐，吓坏了同学们，大家急忙呼叫 120 把他紧急送到了急诊。毕竟，学生在上课时突然发病，连学校的老师们都很紧张。

来到急诊，我见到了这个 17 岁的高中男生，张同学。第一眼他给我的印象非常深刻，因为小张同学真的很高，目测接近 2 米（后来测量核实是 1.95 米）。他的头发颜色较浅，还有些发黄，和普通人的头发明显不一样。

简单询问了护送小张来医院的老师和同学后得知，小张这两天说过头疼，但因为高三学习任务繁重，就自行服用了止痛药物，并坚持出勤。结果今日在课堂上突然晕倒，全身僵硬，很快出现全身抽搐，呼之不应，大约 1 分钟后抽搐停止，并且伴有小便失禁。在等待 120 的过程中，小张又出现过一次抽搐。20 多分钟后在送往医院的途中，他在救护车上再次发生抽搐，急救医生给予安定对症治疗。

小张被送到医院急诊科后没有再出现抽搐，但是人还没有清醒。按老师同学描述，近期除了头痛外，他没有出现过发热等其他症状。他人很瘦并有高度近视，除此之外身体健康，也没有听说过有其他疾病。因为小张的症状是典型的痫性发作，因此考虑继发性癫痫的可能性较大。

继发性癫痫首先需要看看脑部的情况，于是我让急诊先安排加急头颅CT 检查。CT 结果显示没有发现明显的脑出血等异常，不过显示静脉窦似乎有异常信号，提示存在静脉窦血栓的可能性，我们急忙将小张收住神经重症病房，以便进一步诊治。

神经重症病房紧急为小张完善了一些血液学检查，此时他也逐渐恢复了意识。小张自述整个头部胀痛，伴有恶心的感觉，但未发生呕吐，神经系统查体没有确切的异常发现。我们决定为他安排核磁共振检查以及脑静脉窦的核磁共振检查（MRV）。

在准备转运检查的时候，小张的父母也赶到了医院。他们听说孩子生病了都表现得极为紧张，母亲看到了转运床上的儿子，甚至情不自禁地开始轻声哭泣。倒是小张很乖，也很坚强，反过来不停地安慰妈妈："我没事，现在感觉好多了，没什么不舒服的地方。"

但是当我见到小张父母后很是诧异，他父母的个子都不高，父亲 1 米6 多一点，母亲甚至还不到 1 米 6。趁着小张在核磁室检查的这段时间，我和他的父母聊了起来。经确认，小张以前确实从来没有癫痫病史。他小时候身体还算健康，等到小学时被发现有近视，到初中就变得很严重了，现在双眼已经是高达 1000 度的高度近视。接着，我又提出了自己的疑问，为何小张那么高，父母都不高呢？小张的父母回答，家里面几代人个子都不高，就数小张特别高。当然，这就否认了我关于小张是领养孩子的猜想。

这时核磁检查结果出来了，确诊了小张存在颅内静脉窦血栓，同时左侧额叶出现了脑梗死，考虑为静脉性脑梗死。同时，小张的常规血液化验也出来了，除了凝血有异常，并未发现其他异常。那么，小张出现颅内静脉窦血栓的原因是什么呢？鉴于小张的特殊体型，加上高度近视，让我不禁想到了马方综合征。马方综合征身材细长，因为晶状体脱位可以导致高度近视，同时能出现心血管系统的改变。但是马方综合征从理论上讲没法引起脑静脉窦血栓，即便我迅速查阅了文献，也没有见到有关这方面的报道。

无论如何，小张现在的静脉窦血栓是存在的，继发的癫痫也是肯定的，我们只能先积极进行治疗，边治疗边来探寻病因。

经过脱水降颅内压、抗凝、抗癫痫治疗，小张的症状逐渐好转，头痛缓解，也没有再出现癫痫发作。进一步的血液学测试（包括维生素 B_{12}、叶酸、同型半胱氨酸、易栓症组合、风湿免疫等）结果陆续出来了，小张的同型半胱氨酸水平非常高，高达 225.1 μmol/L（正常 <15 μmol/L），而其他检查结果基本正常（包括叶酸和维生素 B_{12} 水平）。

很多因素都可能导致同型半胱氨酸水平的升高，但是这种程度的增高并不常见，往往提示是遗传因素导致的。不过听到这个说法，小张父母立即予以否认，因为他们家里面根本就没有遗传病的情况。小张的父母都是当地的公务员，对很多疾病大致会有一些了解，而且在他们的心目中，遗传病是最不好的疾病，常常没有好的治疗办法，并很可能遗传给下一代。等他们的心情稍微平静下来，我再次和他们沟通解释，他们终于同意了进一步做基因检查。

在等待基因检查结果的过程中，小张的病情明显好转，早早地便转到了普通病房。虽然同型半胱氨酸升高的具体原因还不清楚，治疗上我们还是给小张加上了维生素 B_6、叶酸等药物降低血清中的同型半胱氨酸。等待是一种煎熬，小张的父母当然不希望是基因问题导致的疾病，如果是基因疾病，不仅不好治疗，以后没准儿还会遗传，甚至会越来越重，但另一方面，他们又怕万一查不出来，找不到病因，以后孩子还会再犯病。

小张的母亲还常常自责，担心是否是因为他们夫妻基因有问题，所以才给孩子带来的伤害。真是可怜天下父母心呐！看得出来，小张虽然自己也很紧张，但还是经常安慰母亲，告诉母亲就算是遗传疾病，也完全不是父母的错。而且小张偷偷研究了我之前提及的他可能罹患的疾病，并告诉妈妈，这个病是可以治疗的。

在我的反复催促下，基因结果较快地出来了，也最终证实了我们的猜想。

人体内调控同型半胱氨酸代谢的一个关键基因胱硫醚 β 合成酶（cystathionine-β-synthase，CBS）基因异常，可以导致同型半胱氨酸水平明显升高。

小张和父母的基因检查结果显示，小张父亲有一条染色体上的 CBS 基因发生了异常突变，小张母亲在一条染色体上的 CBS 基因也发生异常突变（和父亲的突变不同），小张的父母各有一条染色体上的 CBS 基因是正常的，因此小张的父母不会发病。但非常遗憾的是，小张的父母都将有问题的那条染色体传给了小张，因此他的两条染色体上的 CBS 基因都有问题，导致孩子出现了严重的同型半胱氨酸水平升高，这种现象在医学上叫作复合杂合突变。

至此，小张的问题真相大白。

CBS 基因异常导致了同型半胱氨酸水平严重升高，导致了脑静脉窦血栓，脑静脉窦血栓又引发了脑梗死和癫痫发作。而且，这种疾病确实可以出现人体身材细长、骨关节异常、眼睛晶状体脱位等表现，叫作假性马方综合征，区别于我们前面提到的马方综合征。小张的后续检查也提示高度近视是由于晶状体脱位，眼科手术治疗可改善。

虽然小张得的是遗传性疾病，但是这种遗传性疾病还是有可能治疗的。部分 CBS 缺陷导致的同型半胱氨酸血症，可以通过补充维生素 B_6 来治疗。

不幸中的万幸，经过一段时间口服大剂量的维生素 B_6 治疗后，小张的同型半胱氨酸下降到了接近正常人的水平。复查证实脑静脉窦血栓也完全好转，小张已经没有任何不适，可以返回学校继续紧张的高三生活了。

直到此时，小张的父母才总算松了一口气。不过后来，他俩又来找了我几次，毕竟担心以后儿子结婚，不知是否会将疾病遗传给子女。我告诉他们，理论上找一个不携带异常 CBS 基因的正常人结婚，就可以避免这个问题了。其实人群中，绝大多数人都不会有异常的 CBS 基因，因此这个问题看起来还是比较容易解决的。

年轻人，祝你青春洋溢，一路阳光。

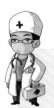

疾病概述

　　高同型半胱氨酸血症是一种含硫氨基酸，为蛋氨酸代谢过程中的中间产物。由于各种原因导致同型半胱氨酸代谢受阻，体内同型半胱氨酸异常堆积，外周血中同型半胱氨酸升高，即为同型半胱氨酸血症（homocysteinemia）或高同型半胱氨酸血症。狭义的同型半胱氨酸血症（同型半胱氨酸尿症，homocystinuria）特指由于胱硫醚 β - 合成酶（cystathionine β -synthase，CBS）缺乏，导致同型半胱氨酸在血和尿中异常增高，又称经典型同型半胱氨酸血症。

她 的 笑 容

那个罹患肝豆状核变性的小姑娘

故事概述

本例患儿"菲菲"即以抽搐发作起病，在寻找病因的过程中发现肝功能损害，血铜蓝蛋白降低，从而逐渐剥开迷雾确诊，在后续给予相应的治疗后，孩子的肝功能逐步恢复正常，未再抽搐发作。小"菲菲"无疑是幸运的，目前她继续服青霉胺治疗，肝功能持续正常。

6岁的菲菲是个活泼开朗的漂亮女孩，她长着圆圆的脸蛋，经常梳一个马尾辫，笑起来一边一个小酒窝，非常可爱。从小菲菲就爱说爱笑，不但语言能力好，而且唱歌、跳舞样样出色，谁见了都会夸上几句。作为家里唯一的宝贝女儿，全家人都视菲菲如掌上明珠。

这一年的9月，菲菲上小学一年级了。上了学的菲菲依然是班里的焦点，老师和班里的同学们都很喜欢她、信任她，刚开学不久，她就当选了班长。这样的生活，对菲菲而言，每天都是在自信、欢乐中幸福度过的。

直到10月的一天上午，一通急促的电话铃声打破了这个家庭原本宁静的生活。

"你好，是菲菲的家长吗？刚才上课时孩子突然昏倒了，我们已经叫了救护车，现在正送往儿童医院呢，你们先别着急，菲菲在上救护车之前已经苏醒了，你们赶快去医院看看孩子吧。"

菲菲的父母突然接到了班里老师打来的电话，两人顾不得手头的工作，分头急匆匆地跑到了医院的急诊观察室。

此时的菲菲早已经恢复了意识，她的精神和活动都一切如常，看上去好像什么事情都没发生过似的。即便如此，心急如焚的父母还是紧紧地把她抱在怀里，一刻也不舍得松开，不过悬着的一颗心终于稍稍放了下来。

急诊医生继续耐心细致地向当时在场的老师询问着病情，孩子在半小时前，正上着课的时候，没有明显诱因从椅子上突然倒地，表现为意识不清，双侧眼球向左上方凝视，口周发绀，双上肢屈曲强直抖动，持续了约 5 分钟后自行缓解。发作前后，孩子的体温均正常。赶来的孩子父母否认菲菲有近期发热病史，查体未见其他系统疾病线索。

经过初步判断，医生认为本次抽搐发作应进一步探究病因，建议家长让孩子住院完善检查和治疗。菲菲的父母询问了一些关于住院的具体情况，听到还得做很多检查不禁犹豫起来，他们实在不想再让孩子受任何委屈了，考虑再三，最终还是决定先在门诊做些简单的项目排查，并只同意先做动态脑电图和肝功能检测。

菲菲的动态脑电图结果显示，其背景是以 7 ~ 8 Hz 节律为主，波幅中等，后头部优势，双侧大致对称，睡眠期全导可见少量中 - 高幅棘 - 慢波爆发出现。她化验的肝功能则提示丙氨酸氨基转移酶（Alanine aminotransferase，ALT）159 U/L，天门冬氨酸氨基转移酶（Aspartate aminotransferase，AST）89 U/L，均显著高于正常范围。经再次询问，家属否认了乙型肝炎等病史及接触史。至此，我们认为有必要为菲菲取血，查铜蓝蛋白以除外肝豆状核变性，并建议行免疫相关检查，必要时可进一步基因诊断。

菲菲的爸妈一听还需要给孩子取血，实在是不舍得，于是表示过一段时间给孩子复查肝功能时顺便再做其他检查。就这样，我们只得尊重家长的意见，反复叮嘱他们届时务必要带孩子准时过来复查，积极查找肝功能异常的原因，随后给孩子开了保肝的口服药，目送他们离去。

3 个月很快就过去了，在此期间菲菲一切如常，她的爸妈也彻底放心了。因为工作确实繁忙，他们无暇带孩子来医院复查，就近选择了一家卫生院给孩子取血复查肝功能，没想到，菲菲这次的化验结果为 ALT198 U/L，AST112 U/L。一看到化验指标依然异常并又有所上升，他们这才拿着化验单来到医院找我咨询。我当即强烈建议家属带着孩子来做下一步检查，但家长想了想，也许是依旧心存侥幸，他们表示感觉现在孩子看上去挺正常的，应该没有什么特别之处，所以打算回家考虑一下再说。

时间飞快，一晃又过去了 2 个月。不幸的是，菲菲再次出现了抽搐，这次的表现仍为全身强直性发作。这下可把家长吓坏了，他们赶忙带着孩子非常配合地做了各项检查。这次复查，菲菲的肝功能显示 ALT 和 AST 都有进一步地增高，ALT 已上升至 308 U/L，AST 则升至 186 U/L。而且不出所料，孩子的外周血铜蓝蛋白极低，仅为 0.03 g/L，高度支持诊断肝豆状核变性。

在我们的建议下，家长立即同意了进行基因检测，以便确诊。我们为患者做了肝豆状核变性 ATP7B 基因的多重连接探针扩增技术（multiplex ligation-dependent probe amplification，MLPA）和全外显子二代测序。2 周后，MLPA 检测有了结果，孩子的 ATP7B 基因 8 号外显子存在一个纯合致病性变异，其父母均为该变异的杂合携带者。2 周后的全外显子二代测序结果进一步证实了该变异的存在。

同时我们还给孩子做了 24 小时尿铜分析，结果呈现显著增高。经眼科会诊，于裂隙灯下检查，发现孩子存在角膜色素环，即 Kayser-Fleischer 环（K-F 环）。K-F 环是铜沉着于角膜后弹力层而形成的绿褐色环，也是肝豆状核变性的最重要体征，可见于约 98% 有神经系统表现的患者，约 50% 有肝病表现的患者。腹部超声则显示菲菲的肝脏略增大，余未见异常。菲菲终于被确诊为肝豆状核变性。

我们约菲菲的父母见面，以便交流孩子的病情和治疗的问题。他们看上去很是疲惫，估计最近一直没办法放松心情，也没能好好休息。一见到我们，他们便开始反复询问，这个病的预后怎么样啊？是不是必须得做肝移植？肝移植需要多少钱？效果如何等诸如此类的问题……看来他们肯定是上网查了相关的资料，有备而来。

我们向家属详细介绍了这个疾病的病因、临床表现、当前的治疗手段、药物的不良反应及预后。菲菲的父母不仅认真地听着，甚至还一字不落地记录在了笔记本上。现在，他们对自己过去几个月有意无意地回避此事深感懊悔，更对孩子充满了愧疚。为了弥补这一切，他们决定积极配合治疗，使孩子最大程度上恢复正常。

青霉胺目前仍是治疗本病的一线药，它可以通过巯基螯合铜促进铜从尿液排泄，并可诱导肝细胞金属硫蛋白的产生，与铜结合后可减轻铜的肝毒性。我们建议给予孩子青霉胺口服排铜治疗，同时提醒家属，在治疗期间菲菲要避免进食含铜量高的食物，如动物内脏、豆类、贝壳类、坚果、巧克力、鸭鹅肉等，生活中也不要用铜制的餐具和用具。鉴于复查脑电图显示睡眠期全导可见少量中 - 高幅棘 - 慢波、尖 - 慢波及慢波爆发出现，我们给孩子口服了左乙拉西坦抗癫痫治疗。

菲菲服药的依从性非常好，疗效也相当喜人。1 个月后，孩子的 ALT 就降到了 71 U/L。又过了 3 个月，ALT 已经恢复正常。仿佛东风吹散了愁云，一家人的脸上重现阳光般温暖的笑容。菲菲又恢复了昔日的活泼，他们的生活也重燃了往日的欢乐。

服药 1 年后，菲菲复查脑电图正常，而且自从规范治疗后再也没有抽搐发作，遂将左乙拉西坦逐渐减量并停服。现在，菲菲依旧在坚持服药，定期门诊随访。

衷心祝愿健康和欢乐能够与菲菲长久相伴，那可爱的笑容一直如鲜花般绽放。

疾病概述

肝豆状核变性（hepatolenticular degeneration）是一种常染色体隐性遗传病。由位于第 13 号染色体的 ATP7B 基因突变导致体内铜离子转运及排泄障碍，铜在肝脏、神经系统、角膜、肾脏等脏器蓄积，出现一系列临床表现。如果不治疗，疾病发展可致命；如果早期诊断和治疗，患者可有正常的生活和寿命。

父 爱 如 山

"幸运"的枫糖尿症宝贝"依依"和她的父亲

故事概述

我们的小依依还在坚持复诊，到目前为止，孩子的体格发育以及精神运动评估都在正常的范围。依依父亲也告诉我们，像依依这种情况，目前在国内的这些患者当中，预后已经是非常好的，依依的家人总是特别感谢我们当年成功救治了依依，而我觉得这是我们的天职，而他们的父女之情更让我由衷地祝愿他们一家幸福、美满。

医科大学毕业后，我作为一名儿科医生，选择了医治最小宝宝的新生儿专业，因为我觉得，新生儿是生命的初始，是每一个家庭的希望，更是人类社会的未来，这份厚重与美好，我很是喜欢。转眼，已工作多年的我回首往事，很多宝宝都给我留下深刻的印象，不过平心而论，还是小依依和她的父亲让我永远难忘。

2020 年夏天的一个周六有些炎热，忙碌了一天的我正打算下班回家，忽然值班医生跑过来说刚刚收了一个新患儿，是一个年仅 4 天的"抽风"的孩子，但是他"抽风"的发作形式有点"怪"，很像新生儿破伤风，叫我赶紧去看看。我觉得这不太可能，新生儿破伤风这种疾病在大城市已经被消灭掉了啊。于是我马上跑到监护室去看，果然那孩子竟然是角弓反张的体位，而查体时也确实存在张口困难，用压舌板越压越紧，这表现还真有些像新生儿破伤风。但是隐隐地，我依旧能够感觉到这个孩子和以往见到的破伤风新生儿不同，她的意识状态是昏迷的。我特意看了一下患儿的名字，她叫依依。在做了初步处理后，依依被交接给当天晚上的值班医生继续救治。

虽然第二天休息，但我心里还是惦记着小宝宝依依，于是又特意赶到了医院。在对依依进行了仔细的检查，又看了入院后几乎全部正常的检查结果后，我越发感觉到这个孩子的疾病不简单，应该不是我们常见的疾病。孩子的意识状态依然是昏迷的，并且呼吸越来越不规则，我们紧急联系为她做了头核磁检查，结果显示，在依依脑部基底节区、丘脑区、小脑区等都出现了大面积的高信号影像。此刻我们立刻意识到，依依很可能罹患了代谢性脑病，她很可能是一位罕见病患者。

结合以往的经验和依依出现的头后仰且张口困难的表现，我们首先想到的就是枫糖尿症，于是第一时间停止了所有氨基酸的输注。继核磁检查后不久，依依出现了呼吸暂停，我们立即给予呼吸机辅助通气救治来挽救孩子的生命。与此同时，我找到了依依的父亲，开始和他交流孩子的病情。依依的父亲看起来很年轻，也就二十八九岁的样子，只是略显憔悴。当听完我对病情的分析后，他抬起头，眼神中充满了忧伤，但也闪烁着信任与期望。他吸了口气，对我说："作为一名父亲，我有责任也有义务救活我的女儿。不管花多少钱，不惜一切代价，我都要去救治她。我愿意配合医生给孩子做所有的治疗，拜托你们了！"说完些，他的双眼噙满了泪花。

随着后续血和尿串联质谱技术代谢病筛查检查结果的显示，在孩子住院36小时后，依依被初步确诊为罕见病——枫糖尿症。鉴于依依血中的亮氨酸水平非常高，我们积极调整了救治方案。这时，我第二次找到依依的父亲，告诉他初步的诊断结论以及还需进一步行基因检查，毕竟这个病是少见的常染色体隐性遗传病，这一次依依父亲的眼神中流露出了悲伤。6天前，依依的出生让全家沉浸在无尽的喜悦中，稚嫩的她带来了无以言表的欢乐与幸福，而仅6天之后，全家便因她坠入了悲痛的深谷。不过，在这位父亲悲伤的眼神中，我们依旧能看到信赖和期待。很快，他便将悲伤隐藏，转而变得坚定，他不仅同意了所有的后续检查，并要求我们暂时不要告诉孩子的母亲，更表示要好好自学这个疾病，临走时还不忘握住我的手对我们表示了感谢。这些得体的举动无不使我深刻地感受到，他毅然决然地承担起了一位父亲肩上的重任，也扛起了一个家庭的重担。

一周后，依依度过了最危险的时期，终于可以自己吃奶了！她吃的是枫糖尿症患者专用奶粉（低支链氨基酸奶粉），看着宝贝甜美吃奶的样子和乌溜溜的大眼睛，我们的心中充满了喜悦。枫糖尿症毕竟是氨基酸代谢异常性疾病，治疗起来将会异常艰辛，管理起来也是非常困难的，尽管这次救治首战告捷，但未来的路还很长很长。在依依出院前，我们再一次和依依父亲做了交流，千叮咛万嘱咐，毕竟孩子出院带的药比较多，有维生素 B_1、维生素 B_6、维生素 B_{12}、左卡尼汀、维生素 AD 等。这次我们也见到了依依妈妈，夫妻二人对我们充满了感激之情，虽然有些残忍，但我们还是如实相告，这个病需要终身管理，父母要有心理准备，为此需要付出很多的辛苦、时间和精力。

依依出院后经常会回到我们的随访门诊来复查。依依父亲已经加入全国的枫糖尿症患者群，每次他都会很高兴地告诉我从其他患者那里获得的很多信息，自己学习到了诸多这个病的相关知识，并一直想着最后通过肝移植把依依的病彻底治好。1 个月以后，全家的基因结果显示，不仅确诊了依依就是一名枫糖尿症的患者，也明确了她的父母都是基因携带者。

在随访的过程中，依依一直很健康，发育也不错。但在依依 4 月龄来复诊时，被发现出现了运动发育落后的表现，虽然核磁检查没有显示脑损伤有所加重，但这也足以让她的父母备感紧张。2 周后，依依父亲来找我，当我见到他时，觉得他格外疲惫，他却兴奋地告诉我，他决定为依依做肝移植，并且已开始准备为她配型，之所以现在就这样做，是因为担心孩子的病情会加重。在这个瞬间，我对这位年轻的父亲充满了敬佩。后来，我便开始积极帮助他们整理依依全部的病例资料和用药及检查的信息。

2 个月后，依依再次复诊，依依父亲也带来了她的成长记录，上面记载着自依依出生以来，这 6 个月中的成长历程——宝贝第一次会翻身、第一次会坐稳、第一次过敏等。这里也记载了她的就医经历、依依住院的日子、所吃的药、各种药物的说明书，此外还有孩子生长发育的数据，身为父亲的他和其他患儿家长及医生进行交流的情况。当然，这里面也包括了在我这里的所有治疗和复诊情况，以及我给出的各种建议。五颜六色的表格和精挑细选的图案，短短的几个月里就积累了足有半尺厚的资料，这让我再一次感到，这真的是一个特别认真负责且对孩子疼爱有加的父亲。就在这时，他告诉我，1 个月之后依依即将接受肝移植手术，而为她捐肝的人便是自己——她的父亲。听了这话，我没有回答，是的，我已经无法形容此刻的心情，也不知道还能为他们做些什么，这一次，是我主动握住了依依父亲的手，尽管无言，却发自内心地祝愿这次肝移植手术顺利成功。

又过了一个月，我开心地得知依依顺利地完成了肝移植手术。手术确实非常成功，由于术后要接受一些免疫抑制剂的治疗，依依只能在家中服药。依依妈妈把依依的照片发给我，照片上的依依面色有些苍黄，但精神很好，这也不免让人心生怜惜。复查的尿标本也是依依妈妈送过来的，没有看到依依父亲的身影，问了依依父亲的情况，依依妈妈只说他的身体还需要时间恢复，我也就没有再追问下去。后来我经常通过照片看着依依一天天的成长，慢慢变成了一个俊俏调皮的小姑娘。

大约5个月之后，也就是孩子1岁生日的时候，又到了骄阳似火的夏季，我终于见到了接受肝移植术后的依依和她的父母。依依健康、活泼，就是变得有一点点害羞了，总是喜欢把头扎进爸爸的怀里。当我看到依依父亲的时候，不禁有些愕然，他消瘦了很多，也变黑了很多，面庞中带着沧桑，仿佛大病初愈的样子。看出了我的惊讶，依依妈妈告诉我，肝移植手术以后，依依父亲的伤口发生了脂肪坏死，不得不进行了二次手术，所以对身体的损伤比较大，经过几个月的痛苦与折磨才刚刚恢复健康。依依爸爸笑着打断她说："我爱依依，为了宝贝女儿，一切都值得！"

时间过得很快，依依在父母的呵护中成长，每一次门诊复诊时，看着依依开心快乐的笑容，我也觉得很是欣慰。

一晃1年多的时间又过去了，依依也长大了。这天，她和爸爸再次来复查，她依旧习惯性地依偎在爸爸的肩头，满面羞涩。简单交流几句后，不到1分钟的时间她便大方起来。出乎意料，依依特意要向我们展示一下她的舞蹈水平，她一边说一边跳，时不时地还蹦出几个英语单词，那充满稚气的声音和迷人的笑靥让大家特别喜爱。还是那双乌溜溜的大眼睛，还是那甜美的笑容，这一切不禁让我回忆起她初次救治成功后吃奶的样子，原来那美妙的画面至今仍深深地印在我心里。

后来，依依跳累了，便又趴在爸爸的肩上，然后向我们摆着手说声拜拜。当我看到依依父亲抱着她走出去的背影时，心中不禁感慨万千，眼睛也有些湿润了，那一刻真说不清是怎样的心情，不知道是为了绝处逢生的依依健康地成长而感到高兴，还是被依依父亲倾其所有的付出而特别感动。

一位平凡而伟大的父亲，是家庭的中流砥柱，是女儿的保护神邸。在这样一个幸福的家庭中，依依一定能够健康成长，开心快乐每一天，也衷心希望依依时刻铭记并永远感恩自己的父亲。

父爱如山，坚不可摧！

疾病概述

枫糖尿症（maple syrup urine disease，MSUD）是一种罕见的常染色体隐性遗传的支链氨基酸代谢病。由于支链酮酸脱氢酶复合体（branched chain keto acid dehydrogenase complex，BCKAD）缺陷导致亮氨酸、异亮氨酸、缬氨酸等支链氨基酸的酮酸衍生物氧化脱羧作用受阻，大量支链氨基酸及其相应酮酸衍生物在体内蓄积，从而引起一系列神经系统损伤的表现。因患儿尿液中含有大量的支链酮酸衍生物具有香甜的枫糖气味而得名。MSUD主要临床特征为发作性或慢性脑损伤，血浆别异亮氨酸增高有诊断价值。

灌满"牛奶"的肺

罹患"肺泡蛋白沉积症"张阿姨的故事

故事概述 本文中提到的"张阿姨"是一例比较严重的自身免疫性肺泡蛋白沉积症患者，病情危重，经全肺灌洗和粒-巨噬细胞集落刺激因子雾化治疗后，患者肺部病灶吸收，临床症状消失了，成为一个比较成功的案例。

张阿姨是一个 60 岁的农民，一向身体健康，因为没有什么毛病，所以甚至都不知道体检、看病是怎么回事。原本以为医院和自己的距离非常遥远，但天有不测风云，2021 年 10 月底，张阿姨突然出现了呼吸不畅、胸闷上不来气的情况。一开始，张阿姨爬 1、2 层楼还没有什么特殊感觉，但爬到 3 楼后就会觉得胸闷不适，并伴有干咳，自己吃点抗生素后也不好转。

2021 年 11 月 9 日，张阿姨发现呼吸困难加重，安静时都上不来气，不能做任何活动，而且出现了发烧，自测体温最高 38℃，仍有咳嗽，但没有痰。她到某医院就诊，胸部 CT 提示两肺弥漫性病变，给予抗感染、抗炎、平喘对症治疗。其间，张阿姨的不适感并没有好转，只得在女儿的带领下紧急来到上海市肺科医院急诊就诊。

当时急诊接诊的是王医生，边询问张阿姨哪里不舒服，不舒服有多久了，边查体发现她有口唇泛青的情况。考虑到她有明显的缺氧，王医生便安排急诊留观，做床旁胸部 X 线片，抽动脉血气，吸氧。胸部 X 线片结果显示双肺弥漫性磨玻璃影；动脉血气显示严重缺氧，动脉血氧分压 52.4 mmHg。当时考虑间质性肺病，Ⅰ 型呼吸衰竭、细菌性肺炎，给予抗感染、吸氧、对症治疗，患者感觉呼吸困难略有好转。

那患者到底是不是间质性肺病呢？如果是间质性肺病，又是哪一种疾病？我们呼吸科常说的间质性肺病包括近 200 种疾病，很多疾病发病率很低，诊断困难，没有特别有效的治疗办法，预后可能也很差。

入住急诊第二天，待张阿姨自觉好些之后，在吸氧的情况下，医院为她安排了胸部 CT 检查，结果考虑肺泡蛋白沉积症的可能。肺泡蛋白沉积症是一种罕见的肺部疾病，主要以肺泡内被大量浑浊蛋白样的物质填充为特征，最终需要病理诊断来确诊。鉴于胸部 CT 诊断，张阿姨转入呼吸与危重症医学科病房进一步诊治。

其后，我们综合了相关的检查情况，与张阿姨及其家属进行了详细的沟通：首先，患者目前显著缺氧，存在呼吸衰竭，需要告病危、氧疗、心电监护检测生命体征；其次，从胸部 CT 上考虑肺泡蛋白沉积症可能，建议行支气管镜肺活检进一步明确证实。此外，需要根据检查结果进一步确定病因，具体是继发性的还是自身免疫性，需要进一步排查是否存在感染等其他可能导致肺泡蛋白沉积症的病因；最后，仔细分析支气管镜检查的必要性和重要性，以及相关的风险。

12 月 10 日，在排除支气管镜检查的禁忌证后，经患者家属同意，于支气管镜下为张阿姨行冷冻肺活检，术后病理诊断为肺泡蛋白沉积症，与胸部 CT 诊断一致。综合其他检查，最终确诊张阿姨为重度自身免疫性肺泡蛋白沉积症。

张阿姨和其女儿都没有听说过这种疾病，反复问询我们是什么原因导致的啊？是因为感染还是接触了有毒、有害的东西？

我们解释说，目前诊断考虑张阿姨是自身免疫性肺泡蛋白沉积症，就像常听说的类风湿关节炎等疾病，属于自身免疫性疾病，就是说，身体里有一种粒 - 巨噬细胞集落刺激因子的抗体，这种抗体影响了肺内表面活性蛋白的代谢，导致大量类牛奶样的东西填充在肺里，就是我们支气管镜肺泡灌洗出来的那些液体，影响了肺的功能，于是出现呼吸困难、缺氧等状况。张阿姨第一次听说这种疾病，还让女儿上网查了一下这方面的病例，对这个疾病有了一个初步的了解。

针对张阿姨的病情，我们制定了全肺灌洗联合粒 - 巨噬细胞集落刺激因子雾化治疗的方案，以期减少肺部的病灶，提高氧合。然后对张阿姨及家属进行告知：其一，全肺灌洗是肺泡蛋白沉积症治疗的金标准，且一次灌洗只能对一侧肺进行灌洗，需要两侧肺分开进行灌洗治疗。同时全肺灌洗需要全身麻醉，存在麻醉的风险，且术中可能会出现缺氧，全肺灌洗液很难一次性将患者的肺部沉积蛋白完全清除干净；其二，全肺灌洗联合粒-巨噬细胞集落刺激因子雾化治疗自身免疫性肺泡蛋白沉积症也有很好的疗效，但因为雾化治疗起效相对比较慢，单纯的雾化治疗短期内疗效有限；其三，两种治疗方法联合能更有效地促进病灶吸收。张阿姨和家属经过认真考虑后认可我们的治疗方案。

进行肺泡大灌洗前夕，我们提前联系内窥镜室的医生和护士，准备好相关器械，和麻醉科医生沟通，辨识患者的麻醉风险；同时将大量生理盐水放置在恒温箱中，保证术中有足够的、恒温的生理盐水使用；并再次对患者的各种检查、肺泡大灌洗的禁忌证等风险进行排查，以期保证灌洗术的顺利进行。

在各项工作准备充分的基础上，在张阿姨和家属充分知情及麻醉科段主任的全面保障下，我们为张阿姨进行了全肺灌洗术。术中，我们密切关注张阿姨的心率、血压以及血氧饱和度的变化，并尽量加快灌洗进程，避免不良反应的出现。在大家的通力合作下，张阿姨顺利完成了一侧肺的灌洗，回到病房休息。鉴于术后可能出现的风险，我们给予她心电监护，密切监测生命体征的变化，鼓励她努力咳痰，促进肺内残留物的排出。

第二天，张阿姨自觉胸部比以前轻松了很多，呼吸也通畅了不少。休息1周后，我们为张阿姨安排了另一侧肺的全肺灌洗术。术后复查胸部CT显示双肺的病灶密度较前有所降低，张阿姨也感觉自己不再像以前那样迫切地需要氧气了。随后，张阿姨开始接受粒-巨噬细胞集落刺激因子雾化治疗，无不良反应，于是便带药出院，继续家中雾化治疗。

出院后，张阿姨一直在家雾化治疗。我们定期和家属通过微信联系，询问她有没有什么不良反应，自我的感觉有没有变化。每次家属来院配药，我们都反复叮嘱雾化器具需要定期消毒，用过药以后要定期在附近医院检查血常规、肝肾功能，以期尽量避免各种药物不良反应，如果有任何不适，随时和我们联系处理。并提醒家属，最好还是要让张阿姨来院复查，有些问题需要具体的检查结果才知道。

3 个多月之后，家属联系我们张阿姨要来院复查，我们赶紧给她安排床位。当再次看到张阿姨时，很多人都惊呆了。只见她步履从容地走进病房，和之前喘息不止、床都下不来、也离不开氧气的样子，简直判若两人。胸部 CT 检查结果出来后，和以前的 CT 进行比对，发现张阿姨原本肺上大面积的磨玻璃影绝大部分已经被吸收了，只有零星的小片磨玻璃影，估计还剩余不到 5%。

张阿姨的女儿也没有想到效果这么好，就向医生了解想继续进一步治疗。我们告诉她，粒 - 巨噬细胞集落刺激因子雾化治疗本来就没有固定的疗程，具体使用时间都要根据病人的疗效来决定。就张阿姨目前的情况，建议暂停治疗，剩余的一些小的病灶多数可能会随着时间的迁移慢慢吸收，毕竟长期用药可能还会出现一些不良反应。张阿姨和家属反复权衡以后，决定听从我们的意见，暂停治疗，如果后续有病情变化，随时就诊。

张阿姨真是一个治疗非常成功的病例，她本人和家属不仅对治疗满意，更是经常在患友群里鼓励其他患者，为大家加油打气。当然，这并不意味着所有此类患者均能获得很好的疗效，多年以来，还是有少部分患者因为一些原因，没有长期连续地治疗，治疗断断续续，药物用用停停，病情反反复复，甚至个别患者因为病情进展，出现危及生命的情况。

疾病概述

肺泡蛋白沉积症（pulmonary alveolar proteinosis，PAP）是以肺泡表面活性物质在肺泡腔内大量沉积为特征的疾病，其原因是肺泡巨噬细胞清除表面活性物质障碍或是异常的表面活性物质产生所致。

不　信　命

那个柔弱、善良的 Duchenne 型肌营养不良家族厄运"终结者"

故事概述　　本文中的"白姐"只是产前诊断众多患者中的缩影，有效的遗传咨询及产前诊断能够减少出生缺陷儿的出生，增加家庭生活幸福感。"白姐"的故事让我领悟到不向命运低头，"天行健，君子以自强不息；地势坤，君子以厚德载物"的真谛。

2020 年是不平凡的一年。那年，疫情来得猝不及防，最美逆行的身影中有新时代青年的责任与担当，坚守在医院工作岗位上的医生一如既往地忘我忙碌着。

这一年，也是我毕业后工作的第一年，遇到了最美的人，看到了最强的国，听到了青年的铮铮誓言，也见到了顽强不屈的白姐。

记得那是一个周三，金主任的门诊，柔柔弱弱的白姐坐在了金主任的对面。她怀孕了，妊娠刚好 12 周，能看出她脸上的喜悦，但同时也带着一丝不安。

白姐说她家太特殊了，姥姥和妈妈这一支的亲戚里，但凡是男孩子，一半都不太正常。白姐的舅舅和表舅都是在 3 ~ 5 岁出现的进行性走路不稳，腓肠肌肥大，走路呈"鸭步"，逐渐恶化到不能走路，均在 20 岁左右死亡。

目前，表妹家的儿子 2 岁余，刚开始会走路，现在已经出现走路不稳等倒退现象。在白姐很小的时候村里就有人说闲话，说她家老祖宗上辈子可能做了坏事，这一辈子生不出男孩子，要不就是男孩子都活不久。

说话间，白姐一脸地担忧，她虽然文化程度不高，又生活在农村，但一直想着去把这件事查个清楚，可家里人一是觉得花费大，二是觉得说出去也挺丢人，因此一直不愿意去查。现在白姐自己怀孕了，认为无论如何也要弄个明白。

金主任是个非常有经验的专家，且从事遗传工作10余年。主任首先让我根据白姐的描述先画出了家系图，经初步判断，白姐家族存在X连锁隐性遗传病，从发病男性的临床表现描述可以初步判断为进行性肌营养不良，其实这类疾病在遗传科算是比较熟悉的疾病。随后金主任给白姐安排了单人的临床外显子检测，结果提示她确实为DMD基因3~13号外显子的杂合缺失变异，这也意味着白姐本身是进行性肌营养不良的携带者，孕中期需要进一步进行羊水产前诊断。

1个月后白姐带着表妹再次来到了金主任的门诊。

白姐表示，她说服了表妹，因为表妹现在正打算要二胎。白姐的表妹说，看到孩子摔跤又心疼又害怕。金主任首先给孩子安排了基因检测，同时也联系了我院的儿童康复保健科，先给孩子开始做康复训练。康复治疗的目的是通过牵伸来预防大关节挛缩，通过运动来提高肌力和耐力，维持心肺功能。

孕中期白姐过来找我，我们为她做了羊水穿刺手术，手术很顺利。白姐很腼腆，一直都不太爱说话，手术后给她交代了注意事项。等待的时间对白姐来说是漫长的，她说自己总是在心里默默祈祷。结果终于出来了，不幸的是，她的羊水产前诊断结果依然是DMD基因异常患儿。白姐哭了，跟个孩子似的，她说："这几天我都能感觉到他在肚子里动了。"

那一刻我的鼻子也酸了，但我又什么也做不了，真的又一次理解了"有时治愈，常常帮助，总是安慰"，只能默默地陪着她，鼓励着她，建议白姐可以考虑试管婴儿，或者再次妊娠后依旧行产前诊断。白姐的老公比较冷静，缓了一会儿说："如果是个'病孩子'，现在引产总比将来生下来看着他受罪强。"

就这样，金主任让我帮忙给白姐联系了住院病房，送她去办理了住院手续。路上白姐跟我说，她不太愿意做试管婴儿，农村的小地方一年赚不了多少钱，做试管肯定还是要再花钱的，所以还是想着等将来再怀孕来查基因。白姐说自己的文化程度低，老家医疗也相对落后，之前甚至从来不知道这种情况要查基因的。

2021 年的暑假，我又见到了白姐。这回见面，白姐脸上的笑容多了，她带着自己的妹妹来做 DMD 基因位点的验证，为妹妹将来结婚生子做准备。她说这次来也是想谢谢我们给她安排的绿色通道，处处帮助她。白姐还特地带了自己家院子里种的杏，非得让我们留下，说东西不多，是她的心意。

在等待就诊期间，护士站发生了一件不太愉快的小事。一位孕妇的丈夫占了孕妇测量血压的座位，同时耍无赖不愿意离开，并和护士发生了口角。令我们都没有想到是，平时柔柔弱弱的白姐居然站出来，坚定地走到那个男士面前说："我一直在旁边看，你一个男生一点也不绅士，占用孕妇的专用座位，还恶人先告状想要投诉，你要是投诉，那我也能为这个护士作证的！"

在医疗工作中遇到无理取闹、强词夺理的人都是有可能的，遇到恶意中伤、委曲求全的事也会有的，而此时最最暖的是有患者或家属肯站出来为我们说句公道话，护我们周全。这真的令人备受感动。看似柔柔弱弱的白姐，却有着一颗强大而美好的内心，她热心肠、懂感恩，且不向命运低头。

一晃来到 2022 年。

白姐又怀孕了。再次见到白姐，她看上去依然温婉柔弱，但那湖水般清澈的眼眸里多了些坦然与豁达。我再次帮白姐安排了产前诊断，穿刺手术也很顺利。在休息期间，我看到白姐轻松地向身边人讲述穿刺的过程，安慰她们不要紧张，还说查基因也是为孩子好。我忍不住在经过时打趣地对她说："白姐，你这可是要成为我们科羊水穿刺的形象大使啦！"一句话逗得大家哈哈大笑起来。

1 个月后，白姐拿着报告高兴得像个孩子，脸上洋溢着春天般温暖灿烂的笑容，那双大大的眼睛闪烁着光辉，像藏了两颗耀眼的星星。是的，白姐的产前诊断结果显示，这次怀的是个基因正常的宝宝！

不久前，白姐的老公给我们送来了喜糖、喜蛋，他告诉我们，白姐生了个大胖儿子，他们觉得脸上可有光了。白姐老公说，从她们这一代起，进行性肌营养不良这个病就不会再发生了，因为这不是所谓的"命"，这是能科学筛查的"基因病"。不仅如此，白姐还说服了家族里很多人前来做DMD基因位点的验证，这真的是为家族后代的健康做出了自己的贡献。

我国是出生缺陷的高发国家，每年有20万~30万肉眼可见的先天畸形儿出生，再加上出生后数月和数年才显现的缺陷，先天性缺陷儿童高达80万~120万，占每年出生人口总数的4%~6%，极大地影响了我国的人口素质和经济社会发展。在这几年的工作中，我确实看到了不少案例，也遇到了不少令人痛心的事。分子技术的进步和遗传咨询、产前诊断等技术的发展，的确可以减少出生缺陷儿的出生，在提高人口素质方面发挥重要的作用。

感谢白姐的善良与暖心，也感谢白姐的信任与坚强不屈。我知道，每天都有太多的未必圆满的故事在发生，但是分子技术及产前诊断技术的进步，让我们有能力去为故事中的她们解决问题，同时也激励着我们新一代医生不断进步、成长，为更多的妇女儿童带来健康与平安。

疾病概述

进行性肌营养不良（progressive muscular dystrophy）是一组以骨骼肌进行性无力萎缩为主要临床表现的异质性基因缺陷性疾病，可伴有中枢神经系统、心脏、骨骼、呼吸及胃肠道受累。其不同类型的起病时间、进展速度、受累范围、严重程度差异很大，遗传方式分为X连锁隐性遗传、常染色体显性遗传、常染色体隐性遗传等。

与天争命

罹患"特发性肺纤维化"的罗先生的终极治疗

故事概述　本文中提到的"罗先生"是一例进展很快的特发性肺纤维化病例，患者通过双肺移植更换一副新的肺脏，虽然未来尚存在很多这样那样的风险，但肺移植还是给像"罗先生"这样的患者带来了延长生命和改善生活质量的机会。

　　老罗，年龄不算很大，还不到60岁，但已经有两年的"咳嗽、咳痰、气促"病史，而且活动后更加明显。2021年4月25日在附近医院摄胸部CT考虑间质性肺病，曾在外院风湿免疫科就诊，未发现相关疾病。2021年10月初老罗开始逐渐出现呼吸困难加重，活动后更加明显。2022年4月25日老罗来我院呼吸科门诊就诊，接诊的是张医生，摄胸部CT显示双下肺胸膜下为主的网格影、蜂窝肺，考虑特发性肺纤维化，于2022年8月24日收治入院。

　　从老罗的胸部CT来看，确实考虑是特发性肺纤维化，但必须排除有无其他引起肺纤维化的原因，或者其他特发性间质性肺炎，其后才能确诊。所以入院后，即给老罗安排了各种检查（包括肺功能、动脉血气、风湿指标、支气管镜检查等），相关检查未发现支持其他间质性肺病的证据，最终确诊为特发性肺纤维化。

　　特发性肺纤维化是一种什么病呢？

　　这是一种病因不明的、罕见的、慢性纤维化性间质性肺疾病，影像学和组织病理学符合普通型间质性肺炎的特征，多发于老年人，临床表现为呼吸困难和肺功能进行性恶化，且预后不良。

特发性肺纤维化的治疗主要分为稳定期和急性加重期。老罗的胸部CT主要表现为双下肺胸膜下纤维化，肺功能为肺通气功能中度减退，弥散功能重度减退，目前患者还处于稳定期。现有特发性肺纤维化稳定期的主要治疗药物有吡非尼酮和尼达尼布。上海市肺科医院呼吸与危重症医学科带头人徐教授根据老罗的经济情况，建议其参加尼达尼布临床研究，并告知尼达尼布治疗可能有腹泻、皮疹等不良反应，目前需要筛选，以期后续入组使用药物治疗。经治疗后老罗自觉症状稳定，暂予出院，等待筛选入组。

出院后老罗一直居家休养，间断氧疗。后续筛选发现他有肝功能异常，尚不能入组。门诊给予药物改善肝功能，患者肝功能得到一定改善后，经再次筛选，拟入组，但就在这个节骨眼上，不幸的事情发生了。9月底，老罗突然再次出现呼吸困难。家属联系肺科医院，白医生建议患者应马上急诊诊治，但老罗的情况很差，即使采用120，也无法耐受比较远的转运距离，便紧急至附近医院就诊。

此时老罗的胸部CT显示双肺弥漫性磨玻璃影，较前明显增多，考虑基础疾病是特发性肺纤维化，老罗目前属于加重期，便给予氧疗、抗感染、抗炎治疗。1周后，老罗自觉呼吸困难较前略有好转，但还离不开氧气，且需要吸氧浓度至少要高于10 L/min，血氧饱和度才能维持在90%以上。在外院住院期间，白医生一直非常关心老罗，多次联系家属了解诊治情况，并建议如果内科治疗效果不佳，可以考虑肺移植。

那么，特发性肺纤维化为什么会急性加重呢？老罗这种情况又该怎么办？还有什么治疗办法呢？还是只能这样长期卧床吸氧？

特发性肺纤维化加重的原因很多，感染、空气污染等诸多原因都可能导致疾病急性加重。像老罗这类患者，因为双肺广泛的肺纤维化导致双肺换气功能障碍，目前尚无任何一种药物能够逆转肺纤维化，也不能从根本上解决患者的问题，所以必要时可以考虑肺移植手术。

肺移植是一种什么样的手术呢？有没有风险啊？

肺移植受体的一般指征为终末性、良性肺疾病功能严重受损，内科药物和一般外科手术治疗无效，日常活动严重受限，预期寿命只有1~2年，没有其他重要脏器功能衰竭。这种情况下，老罗的预期寿命可能不足1年，但其他器官基本良好，确实是肺移植的适应证。当然肺移植并不是无风险的，感染、排异等术后不良反应还是比较多的。但不管如何，肺移植是解决老罗目前疾病困境的唯一方法。

老罗的家属多次就其病情和白医生进行咨询讨论，初步了解了目前必须进行肺移植。在反复权衡后，家属决定试试能否进行肺移植手术，毕竟老罗还年轻。于是，白医生紧急联系肺移植治疗组的张医生，及时安排呼吸与危重症医学科监护病房。同年 10 月 18 日，老罗通过 120 救护车转运至上海市肺科医院。

再次入院后，由监护室江主任、张主任接诊老罗，第一时间安排氧疗、无创呼吸机辅助通气以及各种检查，进一步评估排查肺移植的禁忌证，预估肺移植的各种可能的风险。经相关检查后，均认为老罗具备肺移植的指征，但找到肺源也不是一蹴而就的。

不幸中的万幸，恰在此时，远在广西的一位 33 岁的男性患者，因"自发性脑出血"脑死亡 1 周，双肺状态尚属良好，而且家属也愿意捐献患者的器官。拯救生命刻不容缓，上海市肺科医院肺移植治疗组医生紧急赶往广西，将供体的肺脏运回上海。2022 年 11 月 5 日，胸外科陈教授、何主任、陈主任 3 位主任为老罗紧急行同种异体双肺移植，耗时 8 个半小时。

即便老罗成功地进行了肺移植手术，危险也并没有立即远离。人们经常说"好事多磨"，在肺移植术 3 周后，老罗又出现了尿少、急性肾衰竭。监护室李主任紧急行连续肾脏替代疗法治疗，经过 2 周的连续治疗，老罗的各项指标终于恢复了稳定。

特发性肺纤维化是一种慢性的、进行性加重的、不可逆的纤维化性肺部罕见病，多发生于 50 岁以上的老年人，发病原因尚不清楚，目前尚无有效的治疗方法。现有的治疗药物也仅仅能在一定程度上延缓患者肺功能下降的速度和疾病进展，但不能阻止疾病的缓慢发展，更不能逆转疾病、恢复正常。

这个疾病对患者和医生都是严峻的挑战，患者要长期承受咳嗽、呼吸困难等症状，不能剧烈活动，生活质量很差。鉴于对这个疾病没有什么好的治疗办法，接诊医生常常没有什么成就感，反而感觉很挫败。

非药物治疗方面主要包括氧疗和肺移植。人是离不开氧气的，但特发性肺纤维化患者因为疾病的原因需要更大浓度的氧气，否则就会表现为呼吸困难，但氧疗并不能从根本上解决疾病本身的问题。肺移植是这类肺部疾病常用的终极治疗手段，但每个器官并不像我们生活中的家具坏了换一个就行那么简单。

肺移植是要用一副健康的肺脏替换已经没有功能的肺脏，这是一项庞大的、复杂的系统手术，风险很大，没有1个医生能百分之百保证成功。肺移植涉及术前、术中、术后。术前，主要是对受体的评估，是否有肺移植的适应证？除了肺以外，其他器官是否能够耐受肺移植整个手术过程？术中，需要非常熟练的外科医生，通过异常精细的操作，对供体的肺脏和受体的各种血管、神经等等进行详细认真地对接，相当于在眼睛里绣花。术后，患者不仅需要长期服用抗排异药物，还可能发生感染、排异等各种各样的不良反应，可能需要反复住院，一直与医生打交道。

肺移植是与天争命，给像老罗这样的特发性肺纤维化的患者，争取一个延长生命、改善生活质量的机会，但本身不仅费时、费力，存在风险，且需要很大的经济支出。真心期待未来有更好的药物、更好的治疗手段为这一类患者分忧解难。

疾病概述

特发性肺纤维化（idiopathic pulmonary fibrosis，IPF）是一种病因和发病机制尚不明确的、慢性进行性纤维化性间质性肺疾病。病变主要局限于肺部，多发于中老年男性，其肺组织学病理和／或胸部高分辨率CT（HRCT）特征性地表现为寻常型间质性肺炎（usual interstitial pneumonia，UIP）。

"蓝" 嘴 唇

在父爱牵引中康复的儿童特发性肺动脉高压男孩

故事概述　　肺动脉高压患者由于缺氧导致嘴唇呈蓝紫色，因此习惯用 "蓝嘴唇" 来指代。2012 年，世界各地的患者组织经过共同商讨，为了向民众传播有关肺动脉高压的知识，增强人们对疾病的认识，并帮助患者获得早期诊断，推广相关的治疗方法和药物，最终将 5 月 5 日确定为 "世界肺动脉高压日"。

肺动脉高压患者面对高昂的治疗费用，如果没有亲人的陪伴和支持，自己是很难坚持下去的。爱是一缕阳光，让你的心灵即使在寒冷的冬天也能感到温暖如春；爱是一泓清泉，让你的情感即使蒙上岁月的风尘依然纯洁明净。对患者，我们不仅要关注疾病治疗本身，也要注重人文关怀。

2021 年十一假期过后，我接到一个来自安徽阜阳的医生朋友的电话。他告诉我在当地接诊了一个患者，是个 10 岁的小男孩，症状比较重，喘得比较厉害，双下肢也有水肿。当地心脏彩超提示重度肺动脉高压，三尖瓣重度关闭不全。他问我能不能把这个孩子收入院进行进一步的检查和治疗。

第一次见到这个小男孩是在病房，他的父亲拉着他的手，两个人都戴着口罩，一大一小，一高一矮，来到我的面前，画面看起来很是和谐。这个微微胖乎乎的小朋友进到医生办公室后，一屁股坐在了我对面的椅子上，呼吸稍显急促，伴有叹气样表现。我让他把口罩摘下来并抬起头，发现他的嘴唇颜色偏深，有些发紫。看到他嘴唇的颜色，我的心不禁一沉。

作为心脏大血管外科医生，经常会接诊先天性心脏病的患者，一遇到小朋友，我就喜欢多问几个问题，这样不仅能了解他们的病情，更能熟悉孩子的性格，顺带沟通一下感情。

这个小男孩有点害羞，不怎么抬头拿正眼看人，坐在我面前的时候也总是低着头。我接连问了他好几个问题，他的回答要么是"嗯"，要么就是闷不做声。

"小朋友好，你叫什么名字啊？"

"嗯……"

"你几岁了？"

"嗯……"

这些他都没有回答，反而是他的父亲在旁边轻声告诉了我他的名字和年龄。

"你上小学几年级了？"

"5年级。"他终于开始回答问题了。

"有什么不舒服吗？走路能走多远呢？"

"累，嗯……走不动。"他边摇头，边回答。

"挺胸、抬头，让叔叔来听一听吧。"紧接着我便拿起听诊器开始为他进行检查，不出所料，听诊发现胸骨左缘第2肋间及肺动脉瓣听诊区第二心音明显亢进，胸骨左缘4～5肋间三尖瓣听诊区可闻及收缩期的吹风样杂音。双下肢中重度水肿，按压有明显的凹陷。很明显，孩子存在肺动脉高压，这便是我第一眼看到他那蓝紫色嘴唇时的判断。

肺动脉高压是一类由多种病因引起的肺动脉压力和肺血管阻力进行性升高的肺血管疾病，临床上分为5大类，包括动脉型肺动脉高压、左心疾病所致的肺高压、肺疾病或缺氧相关性肺动脉高压、肺动脉阻塞所致的肺动脉高压和不明原因或多种因素共同作用引起的肺动脉高压等。而特发性肺动脉高压、先天性心脏病和呼吸系统疾病是儿童肺动脉高压发生的主要原因。

为了进一步明确这个小朋友肺动脉高压发生的原因，住院后李医生对他进行了一系列血液学检验，同时还完成了6分钟步行试验、心脏彩超、心电图、胸部CT等检查。结果发现，这个孩子6分钟步行距离只有100米，BNP超过2000 ng/L，尿酸增高。胸部X线片显示心影明显增大，肺动脉段膨出。心脏彩超提示右房、右室明显增大，三尖瓣重度反流，肺动脉高压重度，肺动脉收缩压压力超过 100 mmHg。

尽管入院时他已经开始进行吸氧治疗，但是第二天查房时小朋友仍然有明显的喘息症状。虽然按照肺动脉高压诊疗的规范，对初诊的肺动脉高压患者需完善右心导管检查后再进行治疗，但是考虑到患儿 BNP 较高、6 分钟步行距离只有 100 米、呼吸频率也比较快，于是住院当日便给他使用了静脉多巴胺泵入，以及口服和静脉利尿剂的治疗。给予这些治疗措施后，他的尿量增加、体重下降，呼吸困难等相关症状逐步得到了改善。

在肺动脉高压诊疗过程中，右心导管检查绝对是诊断肺动脉高压的"金标准"和进行鉴别诊断的重要判断依据，不过这是一个有创的手术操作检查，术前需和家人进行谈话。李医生向患儿父亲详细介绍了右心导管检查的必要性和潜在风险，我也和他进行了术前交流。

小朋友的父亲身高 185 cm 左右，体重有 200 多斤，很是高大。但当和儿子在一起的时候，他说话却很轻、很温柔，好像担心声音大一点就会惊吓到孩子。在谈及右心导管相关风险时，孩子父亲那张略呈深棕色的脸庞上写满了担忧，但还是表示，那又有什么办法呢？相信医生，需要做就做！不过接下来，他又有些紧张地问："孩子的那个伤口术后会不会疼得比较厉害啊？什么时候能够恢复？"我和李医生逐一耐心地给予解释，最终他在手术同意书上签下了名字。

进行右心导管检查的前一天，我和李医生去病房查房，因为每天都和小家伙见面，所以彼此之间已经比较熟悉了。我们问他明天要做的检查会在腿上打针，可能有点痛，会不会害怕？他只是轻轻地摇了摇头。我们又提醒他，检查的时候如果有什么不舒服一定要及时告诉叔叔，他也只是轻轻地点了点头，有着与年龄不相符的镇定。反倒是孩子的父亲在旁边忍不住问，到时候会不会给麻醉？麻醉会不会对孩子有影响？当得知仅是一个局部麻醉时，他才长长舒了口气，脸色也柔和了许多。

右心导管检查进行得非常顺利，不到半个小时就结束了。检查结果与我们预估的一样，不是很乐观：平均肺动脉压力 70 mmHg，肺血管阻力接近 30 wood，CI：1.55。除此之外，我们还与孩子父亲沟通了基因检测的事情，在他了解到即使检测后有基因突变，治疗方案也不会有大的变化后便拒绝了。

结合之前的检查结果，最终小男孩被诊断为特发性肺动脉高压，这也是儿童肺动脉高压最常见的类型之一。在综合分析了症状、体征、6 分钟步行距离、生长发育状况、心功能分级、脑钠肽、超声和右心导管检查结果的基础上，我们对他的病情进行了风险评估，结果为"高危"。

由于是儿童特发性肺动脉高压，用药有特殊性，可选择的药物很少。我们在基础强心、利尿等药物的基础上，为他制订了西地那非、波生坦联合曲前列尼尔皮下泵的"三联"联合治疗方案。用药前，我再次和男孩父亲进行了交流，详细告知了小朋友目前的检查结果、风险等级以及药物治疗可能出现的副反应和费用。

孩子父亲沉默了一会儿，然后声音略显低沉地告诉我："您说的，我同意。谢谢您！"随即又补充道："董医生，孩子这几天比刚来的时候好多了。您说的其实我们也不太懂……这孩子很听话，他要上学，那个皮下泵一直带在身上，万一碰到了会不会影响病情啊？必须一直带在身上吗？"在他的言语中我感动于家长对医生的信任，更感受到了那如大海般深沉而宽广的父爱！

经过近 20 天的检查和治疗后，曲前列尼尔静脉泵也顺利过渡到了皮下泵，小朋友的病情逐渐好转，可以出院了。

时光飞逝，转眼间，2021 年的春节悄然临近。

这天，男孩父亲和我取得联系后欣喜地告诉我，现在孩子的症状得到了明显的改善。回家之后，他陪着孩子坚持锻炼，刚开始散步时走上一段路就要歇一歇、坐一会儿。后来慢慢地，孩子能够散步一个小时左右，现在走个 4、5 里路都不需要休息了。最后问我能不能再次入院复查一下。在通话的时候，即便通过电波，我都能明显感觉到他打电话时的声音轻松了许多。

这次入院后，我们为小朋友再次评估了血液学指标，以及 6 分钟步行距离、心脏彩超、右心导管等检查。结果发现，男孩 6 分钟步行距离 550 米，BNP 恢复正常。胸部 X 线片提示心影较前明显缩小。心脏彩超显示三尖瓣中度返流，估测右室压力 65 mmHg。右心导管提示肺动脉平均压降到了 30 mmHg，肺血管阻力降到了 2.83 Wood。复查结果令人欢欣鼓舞，他的风险评估危险分层也从"高危"降低到了"低危"。出院时，男孩虽然仍戴着皮下泵，但已经在逐渐减少药物剂量。

2022 年的元旦前夕，小朋友再次入院评估。一见面，他的父亲便拿着手机，喜不自禁地给我回放了一段孩子骑自行车的视频。"董医生，我儿子现在骑自行车能够一次骑十几公里，中间都不需要休息，也不喘啦！"

复查心脏彩超提示三尖瓣轻中度返流，估测右室压力 51 mmHg。6 分钟步行距离 585 米。右心导管提示肺动脉平均压降到了 26 mmHg，肺血管阻力保持在 3 wood 以下。风险评估提示仍保持"低危"。出院时，男孩父亲对我说，感觉儿子的头发有些发黄，问我有没有可能是药物导致的，能不能减药甚至停药。鉴于小朋友诊断为特发性肺动脉高压，我建议他还是应当继续坚持服药，定期评估。男孩父亲点头称是。

这大概就是父爱吧。

当孩子感到恐惧时，父爱是坚若磐石；当孩子陷入黑暗时，父爱是引路明灯；当孩子动力枯竭时，父爱是生命之水……

也许不善于表达，也许不够柔软，但那份爱是真切的，厚重的，除了一身的担当别无所予，别无所求。

那个曾经是"蓝"嘴唇的腼腆男孩，祝你一切都好！

那个爱得深沉的男孩父亲，愿你千帆过尽，归来仍是少年！

疾病概述

特发性肺动脉高压（idiopathic pulmonary arterial hypertension，IPAH）指一类无明确原因、以肺血管阻力进行性升高为主要特征的恶性肺血管疾病，排除所有引起肺动脉高压的继发性因素，患者往往合并不同程度的右心功能衰竭甚至死亡。

探秘病痛之源，用爱温暖人心

糖原贮积症老王的重生之旅

故事概述　　文中的王先生由于家庭经济条件有限，基层医疗机构对罕见病的诊断能力有限，没能在疾病的早期确定病因，耽误了疾病的治疗。现在像王先生这样带着一身病痛四处求医的人还有很多。但是，相信在不久的将来，在我国罕见病认知水平提升和罕见病诊疗水平全面发展的将来，越来越多的罕见病患者会得到更加规范化的诊断和治疗！

2017 年 11 月，临近岁末，天气渐冷，医院里患者依旧不减，医护们日日夜夜不停忙碌。这天，台州恩泽医疗中心的遗传咨询门诊室来了一位特殊的患者。

"这里是遗传咨询门诊吗？"诊室门口响起了男人的询问声。

"是遗传门诊，请进。"

话音未落，一个面容消瘦，身材矮小，穿着深棕色旧棉袄的中年人推门走了进来。

"您好，请问是哪里不舒服呢？"我们询问道。

中年男子有些腼腆，支支吾吾，开始很小声地介绍自己的情况。在我们的耐心引导和仔细询问下，他的基本情况和病史逐渐明了。

他姓王，今年 46 岁，身高只有 148 cm，体重才 43 kg，离成年男性的身高、体重标准相差甚远。体格检查发现，王先生双手指关节稍畸形弯曲，有明显的漏斗胸和肝脾大。既往确诊痛风病 20 余年，一直服用别嘌醇片和碳酸氢钠片治疗。7 年前发现肝功能不全，加用护肝片、复方甘草酸苷片治疗。其间反复低血糖，今年 10 月因为突发性低血糖 2.2 mmol/L（参考范围 3.89 ～ 6.11 mmol/L）入院治疗。

在王先生和我们沟通时强调说，自己活到现在，一直在不停地看病吃药，但是由于不知道究竟得了什么病，所用药物并没能很好地控制住疾病进展，现在肝肾功能也越来越差了。由于常年遭受病痛折磨，在工作受到影响的同时，生活上更是一言难尽，甚至至今尚未娶妻生子。王先生希望我们能够告诉他，自己到底得了什么病，该怎样去治疗。

为了明确王先生的病因以便采取更好的治疗方案，我们为他开具了全外显子测序的检测单，准备重点分析肝肾功能异常、高尿酸和低血糖相关的基因突变。在 1 个多月的等待时间里，我们叮嘱王先生还要按照先前的医嘱，按时服用药物。

新年伊始，万象更新，我们也拿到了王先生的基因检测结果。

基因检测报告显示，王先生携带了两个与Ⅰa型糖原贮积症相关的基因突变，分别是 *G6PC* c.248A ＞ G（p.R83H）和 *G6PC* c.648G ＞ T（p.Leu216Leu）。经家系成员位点验证和表型与基因相关性分析后，基本可以确定困扰王先生 20 多年的噩梦，这个病魔的名字叫作糖原贮积症Ⅰa型，是由于葡萄糖-6-磷酸酶相关的基因 *G6PC* 上的复合杂合突变所致。糖原贮积症使王先生身材矮小、手指畸形、肝脾大和反复低血糖昏厥。

拨开云雾，解开谜团，病因终于找到了。

在得知病因找到后，欣喜浮上这个年近 50 岁的中年男人的脸颊，但是很快又被愁云笼罩，"医生，那我还有救吗？"

"只要你按照医嘱饮食和服药，疾病是可以得到一定控制的！"我们给出了一个肯定的答复。

我们告诉王先生，他得的这种糖原贮积症Ⅰa型是由于分解葡萄糖的酶出现了问题，血里的葡萄糖太少了，人就容易因低血糖昏倒，还会长不高，出现一系列的身体问题。没分解的东西堆在肝脏里，肝脏越来越大。堆在肾脏里，尿酸越来越高，痛风就发作了，关节就变形了。所以治疗的关键是稳定血糖，降低尿酸、血脂和乳酸等。在我们的耐心解释和鼓励下，王先生对自己的疾病有了一定的了解，并且重拾对抗病魔的信心。

在查阅文献时我们发现，规律性食用生玉米淀粉可以使糖原贮积症得到一定的控制。于是，我们与内分泌科专家一起制定了详细的生玉米淀粉和药物干预方案。王先生自始至终都非常信任我们,也积极配合方案的实施。但是,由于王先生的肠胃对普通的生玉米淀粉耐受性差,在治疗的初期,他出现了反复拉肚子的情况。经与专家讨论,大家决定让王先生试试服用燕麦代替生玉米淀粉这个方案。

5年过去了,王先生的身体逐渐硬朗起来,肝肾功能基本恢复正常,血糖也控制在了合适的水平。在这5年里,王先生没有错过一次复查,拿到越来越好的体检结果,他脸上的笑意也越来越浓。每次复查之后,他都要来与我们聊上几分钟,大家越来越熟络,聊天内容也从分析诊疗方案到家长里短,事无巨细,包罗万象。虽然每天还是要服用燕麦和多种药物,但是王先生说自己已经对未来的生活重拾了信心,他到我们医院来就诊的这次经历就是一次重生之旅。因为如果症状不能控制,糖原贮积症会进展为肝细胞肿瘤和肾衰竭,最终危及生命。

望着王先生脸上洋溢出的笑容和嘴里不停地感谢,我们也很欣慰。这让我们深深体会到了医生这个职业的意义,正如长眠在萨拉纳克湖畔的特鲁多医生的墓志铭上所写的:有时是治愈,常常是帮助,总是去安慰。也正如老院长常常教导我们的一句话:医疗要有温度。我们觉得,自己能成为医生真是幸运。医疗不是单纯的救治,更是一次次可以帮助他人的机会;医生也不只是一个职业,而是可以为之奋斗一生的事业。

就王先生而言,也存在着美中不足,那就是,虽然找到了疾病原因,进行了积极的干预,但王先生的疾病只能得到控制,却并不能痊愈。他错过了最佳的治疗时机,今生没有子女的现状也无法改变了。糖原贮积症患者往往在3~6月龄时出现肝大、低血糖、生长迟缓和娃娃脸。治疗目标是维持血糖生理水平,其他临床和生化参数也会随血糖控制情况的改善而好转,例如躯体生长缓慢、乳酸酸中毒和高甘油三酯血症。我们一直在想,"如果"王先生能够更早些找到病因,进行规范化干预,现在的生活一定会变得不一样!

可惜生活中没有"如果",我们只能努力在日后的诊疗中,帮助更多像王先生这样的患者尽早确诊、获得新生。

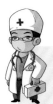

疾病概述

　　糖原贮积症（Ⅰ型、Ⅱ型）均是常染色体隐性遗传病。GSD Ⅰa 型是由于 *G6PC* 突变使肝脏葡萄糖 -6- 磷酸酶缺乏所致，典型表现为婴幼儿期起病的肝大、生长发育落后、空腹低血糖、高脂血症、高尿酸血症和高乳酸血症等。GSD Ⅰb 型是由于 *SLC37A4* 基因突变使葡糖 -6- 磷酸转移酶缺乏所致，患者除了有 Ⅰa 型表现外，还可有粒细胞减少和功能缺陷的表现。GSD Ⅱ型是由 *GAA* 突变导致 α-1, 4- 葡萄糖苷酶缺陷，造成糖原堆积在溶酶体和胞质中，使骨骼肌、心肌等脏器损害，根据发病年龄、受累器官、严重程度和病情进展情况，可分为婴儿型（infantile-onset Pompe disease，IOPD）和晚发型（late-onset Pompe diseas，LOPD）。

人世间最奇特的那份"缘"

谢谢你选择了这个家，糖原贮积症宝宝"嘟嘟"

故事概述

本文中的患儿"嘟嘟"为近2岁幼儿，以腹部逐渐膨隆就诊，并低血糖、肝功能损伤，上级医院确诊为"糖原贮积症Ⅰa型"，给予生玉米淀粉喂养。孩子严格控制饮食，有着成人般的自律，定期复查孩子血糖、肝功、生长发育逐渐恢复正常，家人们逐渐安心，一家人生活得更加甜蜜幸福，放下过往，放下纠结，这是人世间最难得、最奇特，也是最美妙的缘！

"这孩子喜欢你们，和你家有缘，知道你们会对她好、能帮她，才专门投奔你们的……"时至今日，我都忘不了杨医生对"嘟嘟"姥姥说的这些话。这朴素、贴心、安慰的话语，无异于温暖人心的阳光，能驱散生活的阴霾、照亮人生的幽暗。

2018年春天一个阴沉的下午，特需门诊患者依旧很多。医务人员都在忙碌着，有条不紊地安排孩子们就诊，测身高、体重、头围，同时整理患者的就医资料，对于完成接诊的患者嘱其院外用药及注意事项，并协助预约下次门诊复诊时间。

按顺序，一位穿着花上衣、黑裤子、烫着短卷发的很有涵养的女士，领着一个乖巧可人的小女孩步履沉重地走进了诊室。"奶奶好"，一声奶声奶气的呼唤瞬间吸引了人们的注意力。好可爱的小朋友！明亮的眼睛，乌黑的头发，胖嘟嘟的小脸，她穿着红色的外衣，走起路来四平八稳，一副小大人的模样。这位女士就是王阿姨，而女孩则是她的隔代人"嘟嘟"。

杨医生笑眯眯地问："宝宝几岁了？哪里不舒服啊？"

"快2岁了，孩子贪吃，易饥饿，肚子越来越大，您受累看看有什么好的办法能帮助她控制一下吗？"王阿姨有些无可奈何地回答，并拿出了既往的检查报告递给杨医生。

"孩子 11 kg，身高 83 cm"，我们为嘟嘟做了体格检查，"婴儿肥的脸，红红的樱桃小嘴，皮肤无黄疸、出血点等，言语正常，听得懂对话，鼓鼓的小肚子，肝脏增大，右侧肋缘下约 4 cm，脾脏无明显增大，四肢活动正常。"

既往辅助检查，血生化报告显示血糖偏低，肝功能谷丙转氨酶、谷草转氨酶明显升高，血乳酸、尿酸、血脂增高。腹部 B 超提示肝脏增大，弥漫性肝损害。1 个月前基因检测报告为 G6PC 基因复合杂合变异。

杨医生边仔细地看着检查报告，边聆听着王阿姨的诉说。

"其实我也是一名医生，在医院某科室上班，不过我不是儿科医生，本来到了该退休的年龄了，因为孩子患病，结果到现在还坚持在工作岗位上。孩子父母工作比较忙，所以孩子一直是我带在身边抚养。作为医生，很遗憾我没能早些发现孩子这个疾病。"

"孩子一直是奶粉喂养，半岁以后吃奶还比较频繁，8 个月大的时候就发现'肚子大'，因为没有发热、抽搐、昏迷等不适，所以当时并没有太在意。1 岁半的时候，我发现她的腹部越来越大，赶忙带她去医院儿科检查。先做了腹部 B 超，显示肝脏大。血常规基本正常，生化显示血糖稍偏低、肝功能转氨酶异常，肝炎病毒阴性。在大夫的建议下，我们这才做了基因检测……"说到这里，王阿姨眼里瞬间噙满泪水，"2 个月前，孩子的结果出来了，提示糖原贮积症可能，我们全家人都很着急和担忧！"

是啊，小孩子都是家里的宝贝，谁被怀疑罹患了这样的疾病家人能不揪心呢？

"我们家人多方进行了问询，他们都说杨教授是这方面的权威专家，所以这才预约来就诊。"王阿姨平复了一下心情，然后补充说。

"'嘟嘟'宝贝脸圆圆的、胖胖的，是典型的'娃娃脸'，这是糖原贮积症的一个特征；腹部膨隆是由于进食后糖原贮存在肝脏，但因为分解障碍造成糖原在肝脏贮存得越来越多，于是肝脏便逐渐增大，肚肚也随之逐渐膨隆。"杨医生耐心地向王阿姨解释着，"所以这样的宝贝一定要严格调配膳食。最理想的食物就是生玉米淀粉，晚上睡觉前一定要记得喝一次，避免夜间低血糖发作。治疗以生玉米淀粉为主的综合饮食治疗和营养管理为主,同时避免长时间空腹。白天一日三餐间隔不是很长,但晚餐和早餐时间跨度大,因此主要是夜里容易低血糖发作,需要特别注意。"

王阿姨接着问:"那孩子究竟哪些食物不能吃?有啥禁忌吗?"

杨医生回答:"肉、蛋、豆制品、油都是可以吃的,精米面少吃,多吃燕麦、糙米、生玉米淀粉、黄绿豆等粗粮,甜的水果要少吃。生玉米淀粉一定要用温水冲,不能用开水。"

王阿姨又问:"这生玉米淀粉冲水,孩子能配合喝下去吗?"

杨医生笑了,"刚开始孩子不一定配合,但喝玉米淀粉对宝贝好,是治病的!'嘟嘟'很懂事,可以多给她讲道理。你们可以到大超市多买几种生玉米淀粉,看孩子喜欢哪种口味,然后就可以多买些这种品牌的。"

随后,杨医生和蔼地问小嘟嘟:"宝贝,以后你得吃生玉米淀粉,可能不是很好喝,不过是治病的,你喝不喝呀?"

"我喝,我喝玉米糊糊!"小"嘟嘟"乖巧地回答。这句话让王阿姨又惊又喜,大家都忍不住为这个懂事、配合的宝贝点赞!

每种食物都有它奇特的作用,代谢也确实是一个绝妙的过程。通常情况下大家是不吃生玉米淀粉的,但此刻,它能为糖原贮积症患者的治疗提供帮助。生玉米淀粉能在肠道中缓慢释放葡萄糖,从而维持血糖的稳定,时长甚至可达 6 ~ 8 小时。

1 岁左右的孩子就可以吃生玉米淀粉了,按照 1 : 2 的比例,用凉白开水冲服,或与不含蔗糖、乳糖和果糖的奶粉或饮料混合,每 3 ~ 6 小时 1 次。有一个细节,那就是糖原贮积症患者夜间睡眠前一定要记得喝 1 次生玉米淀粉汁,这样能避免夜间低血糖发作。而一旦低血糖发作,其后就容易引起高乳酸血症,组织蛋白、脂肪分解代谢导致酸中毒,从而影响患者体格发育及智力发育,严重者会危及生命。

除了生玉米淀粉,我们还特地为"嘟嘟"制订了其他饮食营养方案,包括免乳糖配方奶粉、中链脂肪酸饮食,以及保肝、维生素等营养素的补充等。

最后,王阿姨忍不住又问了一个问题:"这孩子的父母都很健康,也非常优秀,分别毕业于国内最好的两所高校,为什么他们的孩子会患病呢?"

此话一出，我们也都面露难色。是啊，这样的问题，真的很难给出令人满意的答案。

杨医生微微点了点头，慈祥地看着王阿姨，慢慢说道："这孩子喜欢你们，和你家有缘，知道你会对她好、能帮她，才专门投奔你们的……看，这小姑娘多甜美、多可爱啊，咱们肯定会好好爱护她、陪伴她的。"

仿佛卸下了满心的委屈，王阿姨的泪水滚落了下来，她紧紧牵着"嘟嘟"的小手脚步轻盈地走出了诊室。看着她们的背影，我想，王阿姨一定会感慨，"嘟嘟"大概是上天派到自己家的小精灵吧。

在临床实际工作中，的确有很多家长问过类似的问题："父母都健康，孩子为什么会患病呢？"从医学角度看，是遗传因素引起的，既可能是父母遗传（显性、隐性），也可能是孩子自身基因问题（变异）。但从非医学角度看，这未尝不是人世间奇特的缘分啊！

半年后，王阿姨和孩子妈妈带着"嘟嘟"复诊。

这时，我们才知道，起初小"嘟嘟"确实不太适应喝生的玉米淀粉糊糊，不过王阿姨坚持陪着嘟嘟一起喝，可能感知了姥姥的这份深沉、纯粹的爱，"嘟嘟"开始慢慢接受了这种口味独特的食物。"嘟嘟"爸妈每次看望女儿时都会买来各种品牌的玉米淀粉，然后通过观察孩子就餐时的反应，细心判断哪个口味"嘟嘟"更喜欢喝。

功夫不负有心人，这次复查时"嘟嘟"的肝脏虽然还处于增大状态，但肝功能已恢复了正常，而且她的身高、体重基本正常，智力发育正常。看着健康成长的嘟嘟，大家都感到由衷的高兴和欣慰！

2年后随访，嘟嘟4岁了。小姑娘被姥姥照顾得很好，从没有出冷汗、晕厥等低血糖发作，生长发育、智力正常，复查血常规、肝功正常。这次王阿姨还问了宝贝是否可以接种疫苗的问题，得到的回答是，孩子病情稳定，是可以补种疫苗的。

"嘟嘟"，你真的很幸运，有珍惜爱护、对你呵护备至的姥姥，有伴你左右、爱不释手的父母，衷心祝福你，健康成长快乐每一天！

疾病概述

糖原贮积症（Ⅰ型、Ⅱ型）均是常染色体隐性遗传病。GSD Ⅰa 型是由于 G6PC 突变使肝脏葡糖-6-磷酸酶缺乏所致。其典型表现为婴幼儿期起病的肝大、生长发育落后、空腹低血糖、高脂血症、高尿酸血症和高乳酸血症等。GSD Ⅰb 型是由于 SLC37A4 基因突变使葡糖-6-磷酸转移酶缺乏所致，患者除了有Ⅰa 型表现外，还可有粒细胞减少和功能缺陷的表现。GSD Ⅱ型是由 GAA 突变导致 α-1，4-葡糖苷酶缺陷，造成糖原堆积在溶酶体和胞质中，使骨骼肌、心肌等脏器损害。根据发病年龄、受累器官、严重程度和病情进展情况可分为婴儿型（infantile-onset Pompe disease，IOPD）和晚发型（late-onset Pompe diseas，LOPD）。

一 念

谢谢您，罹患 NMOSD 的"张阿姨"

故事概述　本文中的"张阿姨"为退休工人，既往有肺结核、胃溃疡病史，2016 年（63 岁）突发双下肢麻木无力并迅速加重，激素、丙球冲击治疗后症状好转，诊断急性脊髓炎。很快症状反复，上级医院确诊为视神经脊髓炎谱系疾病，长期接受免疫治疗。患者从此情绪低落，生活天天阴霾。去年复查时发现疑似胆管癌变，反而患者走出了阴霾，领悟到不畏将来，不念过往，幸福地活在当下，如此，安好。

2016 年春节前，当大家都沉浸在准备过年的欣喜之中时，医院依旧是忙碌的，医生们仍按部就班地坚守着岗位。

那是一个周末，在超市置办年货的张阿姨突然感觉双侧小腿麻木，因为休息后没有缓解，她来到了我们医院。当天是我的门诊，鉴于患者是急性起病，双下肢麻木进行性加重，我毫不犹豫地安排张阿姨立即办理住院手续。

病房接诊的是贾医生，她极其专业地立即给张阿姨加急完善了颈胸腰MR 检查，结果提示胸髓长节段脊髓增粗，脊髓炎？看到核磁结果后，贾医生向张阿姨及陪同她就医的先生详细交代了治疗方案——大剂量激素冲击是一线方案，但有较多风险，而备选方案则是使用丙球，同时还需逐步完善其他相关辅助检查。因为张阿姨平素身体较弱，165 cm 的身高只有45 kg 的体重，相当消瘦，还有胃溃疡，儿时罹患肺结核，对多种药物过敏……加上激素的副作用，所以一线方案没有得到认可。

与此同时，贾医生有条不紊地为患者申请着其他检查，包括加急查了胸部 CT，预约了胃镜，并安排抽血化验。

次日，张阿姨的双腿麻木范围已扩大至躯干，于是选择了先用丙球治疗。待到血液检测、肺部 CT 和胃镜结果出来，呼吸科、感染科、消化科等相关科室共同商议后，张阿姨与叔叔最终同意使用激素了。

就这样，经过数天的激素及丙球治疗，张阿姨身上的麻木感发展至胸廓后稳定、双下肢发硬也不再加重。激素减成口服剂量后，张阿姨带着 10 多种药物（泼尼松、氯化钾、钙片、泮托拉唑、瑞巴派特、阿卡波糖、氟哌塞顿美利曲辛片、甲钴胺、巴氯芬、卡马西平、氯硝西泮）出院了。

过了春节，张阿姨觉得应该问题不大了，于是心存侥幸地洗了 1 次澡，结果第 2 日睡醒后她便感觉出了状况，下肢的麻木感明显加重了。难道是脊髓炎复发了？疾病的发展只遵循自己的规律，面对既成事实，抱怨后悔均无济于事。为了尽快控制病情，咨询过医生后，张阿姨决定立即到上一级医院治疗。

张叔叔比较冷静，有计划地准备好行李，联系了车辆，带着张阿姨去了大医院的神经内科。一切似乎按下了重启键，很快张阿姨又住进了病房，再次用上激素、丙球，同时做了腰穿，查了脑脊液……脑脊液结果提示 AQP4+，这意味张阿姨所患疾病是 AQP4+ 视神经脊髓炎谱系疾病（NMOSD），复发概率本身就很大。于是医生又给她加开了免疫抑制剂，从刚开始的他克莫司调整为后来持续服用的吗替麦考酚酯。

从这时起，张阿姨每天的主要内容就是按时吃药，每次需要服用的药物足足有一把，饭前、饭后排着队地吃，以至于连吃饭都失去了乐趣，变得没有滋味，生活也连色彩都褪去，变得黯淡无光。再加上身体麻木、刺痛、束带感，头痛、头晕，眼痛、眼胀、视力下降，失眠，甚至经常从噩梦中惊醒，各种症状如附骨之疽，无时无刻不在提醒着张阿姨，"你得了治不好的病"，这些让张阿姨陷入了痛苦的深渊，几乎对生活失去了信心。

如果不洗澡是不是就不会复发？

倘若第一次住院期间做个腰穿，查到 AQP4+，加上吗替麦考酚酯是不是不会复发？

一系列的问题不只是张阿姨和张叔叔在纠结，作为首诊医生的我们心里也在不断反思。

"视神经脊髓炎"对于"小地方"的医生来说还是比较新鲜的名词。作为首诊医生，我们很庆幸最开始时按急性脊髓炎给予积极的诊治，让病情稳定，家属也对我们的处置表示了认可；同时我们也感到了惭愧，毕竟没有进一步深入排查是否存在其他的可能。"视神经脊髓炎"这个"新名词"疾病，真的不只存在于开会的讲座中、大医院的专病病区里，它竟然就在我们的身边，只是我们没有第一时间把它识别出来。

就这样，张叔叔只要从网络上查看到似懂非懂的医学名词，便会经常与我们交流，还时不时地和我们谈及张阿姨疾病的治疗情况，我们也边积极查阅文献边尽快回复给他们。在这个过程中，我们再一次感到深深的愧疚，因为我们能给张阿姨和叔叔的只有安慰而已。"患者是医生的老师"这句话，我们真的感到认同并深切体会到了个中滋味。

后来，张阿姨在大医院治疗的过程中因为抑郁产生了轻生的念头，好在有张叔叔这位相濡以沫的老伴儿一直坚定地陪伴着她、支持着她。随着药物逐渐起效，不舒服的症状开始减轻，张阿姨的情绪终于稳定了下来。

但是天有不测风云，突然有一天，张阿姨的身上出现了水泡，医生发现后，担心是"水痘"或者是卡马西平引发的药疹，于是立即把她转移至监护病房，并停用卡马西平，同时告知张叔叔需立即办理出院手续，将她转到皮肤病专科医院。

身在异地，如何能在深夜轻松办理转院？

举目无亲的张阿姨和叔叔无奈中只得在医院附近的宾馆内暂住一晚，挨到天亮再去皮肤病专科医院就诊。

因为停用了卡马西平，张阿姨再次感觉双下肢发硬。张叔叔是个执着的人，为了弄明白皮疹是否真的与卡马西平有关，在咨询医生后，他决定为阿姨抽血、送检卡马西平的药物基因，结果非常麻烦，果然是阳性。张阿姨确实不能再使用卡马西平了，甚至还包括奥卡西平，医生只得将其更换为加巴喷丁。

这样一来，张阿姨的皮疹终于慢慢消退了，症状也得到了控制，但因为没有口服卡马西平时的状态好，因此原发病没有明显好转的迹象。历经波折，3个月后，他们回到家乡，后续持续定期复查。

一晃来到2021年。

有一段时间，张阿姨感觉到右上腹隐隐疼痛，检查时发现胆总管增粗，肿瘤内外科医生建议做 PET 进一步明确情况。此刻，张叔叔更是非常担心，万一是恶变怎么办？！一方面，他希望及早查清楚，另一方面，又不敢把这份担忧告诉张阿姨。

让人意外的是，这次反倒使张阿姨变得坦然而豁达。经历了这 5 年与 NMOSD 的纠缠，频繁地出入医院，她"突然"彻底想通了，直面所有的问题，内心依旧保持着宁静。于是她反过来安慰着张叔叔，不要害怕，癌症也没什么了不起的，什么都不用瞒着她，她能接受，而且她拒绝了检查，说若是哪天胆总管堵了，就对症治疗吧。

这次，张阿姨的心态真的很好，还经常反过来开导张叔叔和医生呢。

半年后，张阿姨复查时胆总管并没有什么变化，我们和张叔叔这才稍稍松了口气。张阿姨讲，她已经是近古稀之年的人了，身旁有执手相伴的老伴儿，有一对体贴孝顺的儿女，有两对可爱健康的孙儿，更重要的是，直到现在她还能够自由地活动，那么与其担心其他不开心的事情可能会发生，还不如开心快乐地过好以后的每一天。

回首张阿姨与 NMOSD 共同走过的这段平常但不平静的日子——张叔叔的奔波、担心与焦灼，瞒着张阿姨与医生反复讨论阿姨的病情；张阿姨的焦虑、抑郁、痛苦与无奈……历历在目，也倍感无奈。如果张阿姨从一开始就能放下心结、接受现实，感受生命中其他的美好，是否会让她这些年过得快乐点，让爱她的人过得轻松些？如果首诊时我们就能想到要鉴别 NMOSD，是不是可能会改写这个故事的一波三折？

可惜的是，这个世界其实并不存在"如果"，只有真实的亲历。于是，在写下张阿姨故事的同时，我也有所顿悟。于我而言，对张阿姨则是感谢，感谢张阿姨，是她让我们认识了 NMOSD；又因为 NMOSD，让我们见证了张阿姨、张叔叔用不离不弃的爱与疾病抗争的 6 年。感谢有这样交心的患者和家属，激励我们在从医之路上不断努力地学习、进步、成长，才能守护更多人的健康。

我知道，在这个世界上，张阿姨的故事还在继续，也还有很多"张阿姨"在与疾病抗争，真心希望医生能与每一位"张阿姨"携手，让医疗不再是机械的检查仪器、冰冷的点滴和易碎的药片，而是带着温度的故事，让患病的人得到更好的"治愈"。

疾病概述

　　视神经脊髓炎（optical neuromyelitis，NMO）是一种免疫介导的以视神经和脊髓受累为主的中枢神经系统炎性脱髓鞘疾病，由 Devic（1894）首次描述，故亦称为 Devic 病。近年来，越来越多的研究显示 NMO 临床也可能出现较局限的或较广泛的中枢神经系统受累，因此，2015 年国际 NMO 诊断小组对 NMO 的命名和诊断标准进行了修订，确定应用视神经脊髓炎谱系疾病（neuromyelitis optic spectrum disorder，NMOSD）这一术语代替过去的 NMO。

"瘫痪"的小男孩

1 例生物素酶缺乏症患儿的艰辛历程

故事概述　本文中的洋洋小朋友还在治疗和随访中，希望他坚持康复治疗，继续乐观学习和生活。感谢洋洋全家对医生的充分信任，每一个病例的精心诊治都是医生们不断进步的动力和见证！特别感谢北京大学第一医院杨艳玲教授、张月华教授的悉心指导和帮助！

这又是一次繁忙的小儿神经专科门诊。

忙碌中，一位年轻妈妈推着坐轮椅的小男孩进入了诊室，她焦急地问："医生，我家洋洋 8 岁，现在不能走路，眼睛也失明了，我该怎么办呢？"

医生抬起头，看到一位似曾相识的家长，原来在 10 个多月之前，洋洋妈妈曾带小孩来这里看过病。当时，孩子于近期内出现过两次短暂的步态不稳，家属提供的视频显示洋洋有一过性的跟跄步态，10 余秒后即恢复正常，孩子不伴有发热、头痛、呕吐以及其他异常表现。追问病史患儿 2 岁独走和说话，目前发育如同龄儿。

医生根据洋洋的病史和发病视频，考虑共济失调的可能性大，即进行头颅 MRI 检查，未见异常；并进行了血尿代谢筛查，尿有机酸分析结果正常；血氨基酸和酰基肉碱谱系分析提示 3- 羟基异戊酰肉碱显著升高，考虑可能存在生物素代谢缺陷。与小儿遗传代谢病领域的知名专家联系，到上级医院进一步诊治，以后未再见患儿回来复诊。

洋洋去上级医院看病了吗？结果如何？后来为什么没有到医院复诊呢？面对医生一连串的疑问，洋洋妈妈说，上次带孩子来这里看病后，因为自己怀了二胎，一直未能带洋洋到上级医院看病，也没回来复查。这次孩子病情逐渐加重，辍学在家。洋洋从步态不稳发展到现在不能独坐和行走，出现了明显的脱发和视力下降，性格也变得烦躁易怒。

医生为洋洋做了头颅 MRI 及脊髓 MRI 检查，没有发现异常。鉴于孩子起病隐匿，短期内病情急剧进展，以神经系统受累、视力损害为突出表现，伴皮疹、脱发，考虑为"遗传代谢病"，将洋洋收治入院。住院后体格检查发现洋洋口齿不清晰，走路像鸭步，头发稀疏，双眼视力可数指，双下肢肌张力增高，但肌力下降。

其后，孩子进行了积极的检查，陆续发现洋洋双侧视神经变性，视觉诱发电位异常，视神经萎缩；肌电图提示广泛神经源性损害；复查尿有机酸分析 3-羟基异戊酸、甲基柠檬酸浓度增高；血氨基酸和酰基肉碱谱系分析 3-羟基异戊酰肉碱显著升高；血生物素活性降低。因此临床诊断生物素缺乏症。即给予生物素（20 mg/d）、左卡尼汀、B 族维生素、辅酶 Q_{10} 治疗，同时为了进一步明确诊断，进行了全外显子基因检查，结果为 BTD 基因 exon3 杂合缺失变异，洋洋被确诊为生物素酶缺乏症（biotinidase deficiency，BTD）。

经过生物素治疗后，洋洋的病情迅速好转，治疗一周后便可以独坐，第二周可牵手行走，情绪逐渐好转。第三周，洋洋可以独走几步，第四周后视力开始恢复，第六周就可以在家里独走了。治疗 4 个月余，孩子终于恢复了上学，仍需要家长接送，上下楼扶物。

随访至今，洋洋在寒暑假进行间断运动康复治疗，生物素治疗已 2 年 9 个月余，虽步态仍有异常，不能完全下蹲，伴近视，佩戴 250 度近视眼镜，可以独自上学，生活自理，上下楼不需扶物，已就读小学三年级，成绩中等。洋洋父母对孩子的诊疗过程非常满意，为了感谢医生的帮助还专门送来了锦旗。

洋洋在 3 岁前，语言和运动发育落后，3 岁后发育与同龄儿无明显差异。其起病年龄符合早发型，生物素酶活性测定为严重缺乏，治疗 2 年多仍遗留轻度视力障碍和双下肢运动障碍，提示预后不良。回顾洋洋的诊治经过，其病情未能完全康复不仅与病情严重程度有关，我们认为还与其确诊和治疗时间延迟（发病到确诊治疗历经 11 个月）有关，康复治疗不规范、不系统也是导致预后不良的原因之一。虽然诊治延迟系家长特殊情况所致，但是孩子的不良预后是永远无法弥补的缺憾。

每一例患者的诊疗都是一次生动的教学，有成功的喜悦，也有无奈和遗憾。洋洋的诊疗经历提示，我们对疑诊遗传代谢病患者的门诊管理有待加强，需要对筛查异常者建立常态化的追踪和随访制度，以促进遗传代谢病的早期诊断、早期治疗和最大限度地康复。

我们希望分享此病例能够引起广大医务工作者和家长对小儿遗传代谢病的关注，尤其是加强对"可防可治"罕见病的筛查、早期诊断和早期治疗，能够有效改善患者预后，提高人口质量。在精准医学快速发展的今天，罕见病需要社会更多的关注和支持，不抛弃、不放弃！

相信罕见病患者的诊疗和生活中"爱不罕见"，希望像洋洋这样因病"瘫痪"的孩子能够尽早确诊，得到有效治疗。

疾病概述

生物素酶缺乏症（biotinidase deficiency，BTDD）是由于生物素酶基因（biotinidase，BTD）变异引起生物素酶活性下降，导致生物素减少，使依赖生物素的多种羧化酶的活性下降，致线粒体能量合成障碍，出现代谢性酸中毒、有机酸尿症及一系列神经与皮肤系统损害等表现。

来自一个家庭的六面锦旗

当 12 岁黏多糖贮积症 II 型患儿完成巨大腹股沟斜疝修补术后

故事概述

本文中的患儿为一名 12 岁小学生，在 1 岁时家长发现他的手不能伸直，多方就诊未能查明原因；同时在先心病筛查过程中发现患儿存在房间隔缺损、瓣膜关闭不全，之后到我院心脏科就诊时发现患儿存在二尖瓣、主动脉瓣脱垂及中度反流并伴有慢性心功能不全的表现，长期口服地高辛及卡托普利治疗，定期在门诊随诊；6 岁时行基因检测及尿黏多糖电泳检测确诊黏多糖贮积症 II 型。患儿自幼反复呼吸道感染，频繁患中耳炎，近六年右侧腹股沟反复出现可复性肿物，考虑腹股沟斜疝，因存在基础疾病，未能进行手术治疗，目前肿物逐渐增大，影响患儿行走，家属迫切希望通过手术改善患儿的生活质量。入院后多学科专家共同对患儿进行会诊，评估手术风险，总结面临的问题，认真讨论、研判并详细制订出进一步的解决方案，最终顺利完成手术。患儿于术后 1 个月重返校园。

2022 年春，一个风和日丽的上午，医务科小赵气喘吁吁地跑到我的门诊诊室，一脸认真地对我说："主任，有一个 12 岁的黏多糖贮积症患者需要行疝气手术，今日安排入住您的病房。孩子患腹股沟斜疝已经 6 年了，由于手术风险较高，一直没能得到治疗。明天将组织全院多学科会诊商讨患者下一步的诊疗方案，您是罕见病方面的专家，请多关照一下。"

"好的，没问题"，我欣然应允。数十载的从医生涯中，我接诊过患有各种疾病的儿童，对于罕见病患者，心中有着更多的情结。这类疾病比较少见，治疗费用多比较昂贵，并且有很多病因尚不明确、缺乏有效的治疗方法，患者及家庭面临着很多困难，非常需要更多的帮助。

回到病房，我带领内科团队医护人员对患者进行了首次查房。

"您好，我是张医生，是这个病房的主任。今天是孩子住院的第一天，咱们主要完成病史采集、体格检查及一些必要的术前检查，明天将进行全院范围的多学科会诊，根据孩子目前的身体状况及检查结果评估手术的风险及可行性，在确保安全的前提下进行手术，同时对于面临的问题我们多学科专家会一起商讨具体的解决方案。住院期间我们会随时关注孩子的病情变化，有任何问题请随时联系我们。"

"好的，谢谢主任。"接下来，孩子妈妈详细地向我们介绍了患儿的病情。

这是一个12岁的男孩，1岁时家长发现孩子的手不能伸直，多处就诊未能查明原因；同时在先心病筛查过程中发现患儿存在房间隔缺损、瓣膜关闭不全，之后到我院心脏科就诊时发现患儿存在二尖瓣、主动脉瓣脱垂及中度反流并伴有慢性心功能不全表现，长期口服地高辛及卡托普利治疗，定期在门诊随诊。6岁时行基因检测及尿黏多糖电泳检测确诊黏多糖贮积症Ⅱ型。

近6年患儿右侧腹股沟反复出现可复性肿物，考虑腹股沟斜疝，因其存在基础疾病，未能进行手术治疗。目前肿物逐渐增大，影响患儿行走，家属迫切希望能够通过手术恢复患儿的正常生活。此外，患儿自幼反复呼吸道感染、频繁患中耳炎，长期于我院内科、耳鼻喉科门诊治疗。

在详细了解病史的同时，我们也对患儿进行了仔细的体格检查。他属于黏多糖贮积症Ⅱ型，症状相对较轻，虽然存在智力落后，但平时可以上学，和医护人员能够进行简单交流。此外，孩子具有较典型的黏多糖贮积症Ⅱ型的体征：身材矮小，体形偏胖，舌大、唇厚、爪型手，肝脾增大。当患儿站立时，于右侧腹股沟及阴囊处可触及一巨大肿物，约10 cm×6 cm×5 cm。随后，我们为他安排了相关的术前检查。

第二天，泌尿外科、内分泌科、心脏内科、麻醉科、耳鼻喉科及罕见病诊疗中心等医院相关科室的专家们来到患儿住院的科室，进行多学科会诊（MDT）。

首先，大家聚在一起系统复习了黏多糖贮积症。黏多糖贮积症是我国

2018 年公布的《第一批罕见病目录》中的第 73 种疾病，是溶酶体贮积症中最常见的一类疾病，分为 Ⅰ、Ⅱ、Ⅲ、Ⅳ、Ⅵ、Ⅶ、Ⅸ 7 型。典型患者的临床表现在以下七个方面：其一，生长发育落后。多在 3 岁后生长缓慢，身材矮小，语言及认知能力明显落后于同龄儿童；其二，面容粗陋。前额突出，两颧侧隆起，鼻梁低平，唇厚外翻，舌大，耳大，毛发及眉毛浓密；其三，骨骼畸形、关节僵硬屈曲。脊柱后凸或腰椎前凸，脚短宽呈扁平足，手指呈爪形，腕、肘、肩、膝、髋等关节僵硬挛缩；其四，腹部膨隆，肝脾大，可见脐疝和 / 或腹股沟斜疝；其五，呼吸道易感染，呼吸粗重，睡眠打鼾，严重时发生呼吸睡眠综合征；其六，心脏病变。心瓣膜增厚，关闭不全。严重时可出现心内膜增厚，心脏衰竭；其七，其他。如皮肤增厚、粗糙，常发生中耳炎，耳聋常见，腹泻等。

其次，大家开始认真地研究病例，评估手术风险，并总结出目前这个孩子面临的问题。一是年龄较小并且存在智力落后，局麻下长时间手术很难配合完成；二是由于存在黏液水肿，喉部狭窄明显，全麻手术前进行气管插管异常困难。由于寰枢关节易并发椎体病变，气管插管过程中容易出现脊髓损伤，导致严重并发症；三是存在心脏瓣膜疾病及慢性心功能不全，虽然目前心电图及心脏彩超结果提示心功能尚可，但是应注意术中出现心律失常等突发状况的可能；四是易存在组织肿胀、黏液积聚等情况，有术中缝合困难及术后复发风险。

经过热烈的讨论，大家一致认为，虽然手术面临很多风险，但患儿近六年因反复腹股沟斜疝活动受限，目前已经无法行走，严重影响正常生活。作为天津市唯一一家三级甲等儿童专科综合性医院，我们具有多学科紧密配合的优势，帮助患儿解除病痛是我们义不容辞的责任。

大家集思广益，充分发挥各学科专长，针对相关问题努力寻找合适的解决方法，详细制订出进一步的治疗方案。首先，考虑到患儿的年龄及智力因素，依从性差，建议放弃局麻选用全麻进行手术；其次，建议术前完善颈椎 CT 检查，了解椎体详细病变情况。如术中必须进行气管插管，操作过程中应尽可能动作轻柔，避免脊髓损伤导致严重并发症。在条件允许的情况下优先采用喉罩吸氧，避免气管插管导致医源性损伤；最后，术前完善 24 小时心电图检查，了解基础数据。术中应密切监测心律情况，并针对心脏可能出现的突发情况提前做好抢救用药预案，进一步降低手术风险；最后，在进行腹股沟斜疝修补术的过程中，术者尽可能更紧密地进行加强缝合，避免复发。

最后，各学科的专家们一起来到患儿的床前，向家属讲述会诊的结果及进一步的治疗方案。由于患儿常年在我院心脏内科、泌尿外科及耳鼻喉科等科室随诊，对于面前的多位医生家属都很熟悉，孩子的妈妈紧紧拉着医生们的手泣不成声，不停地说着"谢谢！谢谢⋯⋯"并表示一定积极配合治疗。

经过认真细致的筹备，手术终于顺利完成。通过喉罩吸氧的方式在全麻下进行手术，术中果然发现患儿体内含有大量黏液，组织疏松、水肿明显，泌尿外科主任亲自为患儿进行细致地加强缝合，手术达到了预期的结果。经过短暂数天的留院观察后，患儿顺利出院。

1个月后，在一个阳光灿烂的清晨，我们再次见到了前来复诊的患儿及家属。孩子手术恢复得很好，行动自如，脸上洋溢着灿烂的笑容。孩子妈妈则热泪盈眶，双手捧着写有"医德高尚，终生感恩"等字样的六面锦旗及亲笔书写的4封感谢信，激动地向参与这次诊疗工作的医院领导及所有医护人员们表达衷心的感谢。

这六面锦旗包含的不仅仅是患儿家属对医务工作者的感激之情，更多的是对MDT诊疗模式的赞扬肯定。

医者"有时去治愈，常常去帮助，总是去安慰"。

回首数十载的从医路，经历过工作的辛劳、条件的艰苦、身心的疲惫；然而，感恩有你——我亲爱的患者们，为我带来作为医者的自豪，诊疗成功的喜悦、继续前行的激励。愿我们共同携手，努力探索，追寻光明，幸福一生。

疾病概述

黏多糖贮积症（mucopolysaccharidosis，MPS）是一组复杂的、进行性多系统受累的溶酶体病，是由于降解糖胺聚糖（也称酸性黏多糖，glycosaminoglycan，GAGs）的酶缺乏所致。不能完全降解的黏多糖在溶酶体中贮积，可造成面容异常、神经系统受累、骨骼畸形、肝脾增大、心脏病变、角膜混浊等。

爱 一 直 在

罹患尼曼匹克病 C 型孩子的闯关人生

故事概述

本文中的"童童"是一男性儿童，2 月龄时发现黄疸、肝功能异常，2 岁 6 个月开始出现发育倒退，逐渐出现共济失调、构音障碍、吞咽困难，经上级医院检查确诊尼曼匹克病 C 型，长期使用药物延缓神经系统症状的进展，多次因肺部感染住院，孩子曾情绪波动，父母用爱帮助他坚强地挺过每一次难关，身边的人也在用爱保护着这个家庭。

2020 年一天，童童妈带着两岁的童童（化名）到诊室找我。那时童童妈皱着眉头、含着眼泪说："林医生，我的童童不能走路了。"

我当即为孩子做了体格检查，发现童童有发育倒退的现象，查体不能独站，不能独自坐，需跪着坐，爬行动作明显减少，爬行动作笨拙，四肢肌张力高，双侧膝腱反射活跃，双侧踝阵挛阳性。于是我给童童开具了头颅 MR、脑电图、彩超等检查项目。

直到当天我的门诊全部结束，童童妈再次进入我的诊室，原来这么长时间，她一直默默地在诊室外面等候着，而她之所以这么做，只不过是为了向我述说童童这么多年辛酸的求医之路。

童童是个男宝，刚出生的时候全家非常开心。童童 2 月龄时，童童妈发现孩子体重增长缓慢，皮肤黄染迁延不退，于是开始在医院辗转奔波。当时医院抽血检查提示肝功能异常，谷丙转氨酶、谷草转氨酶、总胆红素、胆汁酸的指标升高。胸腹部 CT 提示多囊肾病或髓质囊性肾病可能，肝脾明显增大，肝左叶低密度灶，腹腔盆腔少量积液，部分小肠积液伴肠壁稍增厚，两肺多发渗出实变影，双侧胸腔少量积液。医院考虑为"1.巨细胞病毒感染；2.遗传代谢病？3.肝功能异常；4.肺炎；5.多囊肾；6.生长发育迟缓"。

2018年8月童童爸妈带着他来到复旦大学附属儿科医院肝病科就诊，做了肝穿，基因检测提示NPC1基因两个杂合变异，医生告诉他们孩子罹患的疾病是尼曼匹克病C型，夫妻俩听到这个消息后感到天旋地转，缓了一会儿才迈着沉重的步伐回家去了。

童童家人对他的爱护并未因此有过丝毫减少，相反在这之后，童童妈每天都会推着小推车带他出去兜风、沐浴阳光，让孩子幼小的心灵、稚嫩的身体充分感受来自大自然的美好气息。

童童妈坚强地说："孩子虽然患病，但我们想清楚了，绝不能被这些挫折打垮！我们所能做的是不断为孩子鼓劲，给他更多的关心和爱！"

童童的发育也在这份沉甸甸的爱中逐渐进步——4月龄抬头，7月龄侧翻身，1岁6个月能独坐，1岁8个月会爬行，能够牵着一只手行走，2岁开始叫"爸爸、妈妈、爷爷、奶奶"……然而，童童无法顺利吃饭，每次妈妈都需花费很长时间给他喂食，直到2岁6个月时，童童妈难过地发现童童不能走路了。

我为童童安排了视频脑电图检查，结果为"双侧顶区为主弥漫性慢波混合棘慢波发放"。头颅核磁共振提示"双侧脑室周围深部白质区多发T2flair高信号影，胼胝体变细、变薄"。消化系统彩超示脾大，脾门实性病变。血串联质谱、尿有机酸未见异常。

在给童童开具口服的治疗药物时，童童爸妈着实犹豫了一段时间，他们惴惴不安地问："孩子这么小就得吃药啊？是不是需要长期服药呢？这个药有效吗？长期吃药是否会有副作用呀？"

这些问题真切地反映了父母纠结的心态。我耐心地向童童爸妈做了解释，鉴于孩子已经出现了神经系统症状，而且随着病情推进，他的神经系统症状会越来越严重，而这个药是延缓疾病进展的，早些干预将有助于减慢他的神经系统症状的进展速度。

童童妈带着半信半疑的心态开始为童童进行着治疗，初期为间断服药，童童妈发现童童的发育倒退、神经系统症状均逐渐加重，在坚持服用麦格斯他一段时间时，神经系统症状进展就会慢下来，而一旦停药，症状马上又加重……摸索出了规律后，她开始坚持每天给童童服药，即使生病也不落下一顿药。幸运的是，国家医保出台了优惠政策，童童每个月不需要很多钱就可以服用麦格斯他。

随着童童逐渐长大，他进医院的次数也慢慢增多，并且每次都是因为肺部感染住院治疗。

2022 年 8 月童童再次住院，这次是因为病危，进入 PICU（儿童重症监护室）救治。亲朋好友们于心不忍，纷纷劝说爸爸妈妈放弃抢救，毕竟原发病无法根治，再怎么救也没有太大价值，不如让童童安心地走吧……但是童童爸妈无法接受，毕竟是十月怀胎、含辛茹苦养大的宝贝，恨不得含在嘴里、捧在心上，每天亲吻、每天疼爱都还觉得不够，怎能忍心对这么可爱的孩子说放弃就放弃呢？如果童童因放弃治疗而离去，爸爸妈妈必定会抱憾终身的。

童童妈咬紧牙关，说："童童就是我的世界。孩子每一回生病都牢牢地牵动着我的神经，每一点进步，我都异常欣慰、喜出望外，每遇到一次坎儿，我都会站在他的身边，希望并鼓励他努力挺过去！无论前途多么渺茫，我们都不愿意放弃，更不会抛弃童童。"

童童爸妈告诉重症监护室的医生："请帮帮我们，尽力抢救孩子！"

因为抢救和治疗的需要，童童的身上"插着很多管子"，氧气管、气管导管、鼻饲管、导尿管、深静脉管……童童爸妈每天都徘徊在重症监护室门口，不断地默念："宝贝，加油！爸爸妈妈帮你加油，你要打败病魔，战胜困难，你一定会好起来的！"

尽管隔着 PICU 的墙与门，但是躺在床上的童童似乎在监护室里感应到了爸爸妈妈对他深深的爱，他顽强地挺过去一关又一关——迈过鬼门关，闯过感染关，拼过呼吸关，渡过喂养关……终于童童脱离了危险，病情一步步好转，直至可以出院。那一刻，爸爸妈妈开心得不得了，"我们的宝贝真的太勇敢了，战胜病魔，凯旋啦！"

童童的吞咽功能在下降，为了避免反复肺部感染，不得不给孩子开始使用鼻饲管喂养。小朋友肯定不愿意身上多这么根管子，他常常趁爸爸妈妈不注意偷偷将其拔掉，童童妈也曾尝试给他经口喂养，但饭含在嘴里就是吞不下去，如果喝牛奶，奶就会从嘴角边流出来。眼见童童越来越消瘦，小脸变尖、屁屁的肉肉变少，从骨瘦如柴几乎变成皮包骨，只能继续使用胃管。夫妻俩分工协作，童童爸带着他多次往返医院插胃管，童童妈则时刻盯紧孩子，连做各种家务事都要带着他。

痛定思痛，童童妈决定和孩子深谈一次，她告诉童童："我亲爱的宝贝，你现在没办法自己顺利吃饭，吃的饭不够，就没有力气，身体扛不住任何风吹草动。爸爸妈妈多希望你能快乐地成长，也盼望能一直陪在你的身边。所以，无论如何你都不能再拔除胃管了，这可是我们能永远在一起的依靠啊，乖宝贝，你要听话啊！"这次，童童完全听懂了，从此不再去触碰这根管子。依靠鼻饲，慢慢地，童童的小脸蛋变得圆润了，体重也增加了。

童童虽然很不幸被疾病纠缠，但并不可怜，因为身边有许多很多默默帮助他的好心人。

由于要照顾童童，童童妈凡事都得亲力亲为，根本没有办法外出工作，全家都靠童童爸出去打工挣钱。为了能让童童坚持吃药治病，社区的阿姨们帮助童童办理残疾证、大病补助，有了这个保障，确实免除了一家人的后顾之忧。而每次来复诊的时候，我都会指导童童的家人如何给他做抚触、做推拿，如何教导孩子。

童童爸每天早出晚归，时常不能准时来医院开药，于是邻居家的莉莉妈每次都自告奋勇开车到儿童医院开药，再亲自把药带回给童童妈。雪奶奶则经常给童童家送来自家种植的新鲜蔬菜，帮忙接送童童的姐姐上学、放学。她们常说："童童一家过得很艰难，我们会用微薄之力多帮助他们。"

可爱的童童，有那么多人爱他；幸运的童童，有这么多人帮他。希望童童能够将爱化作一股强大的力量，去坚强地面对疾病之苦，去勇敢地担当生命之责。

这份大爱，一直都在！

疾病概述

尼曼匹克病（Niemann-Pick disease，NPD）也被称为鞘磷脂胆固醇脂沉积症，是一组常染色体隐性遗传、多系统受累的疾病，主要表现为肝脾肿大、各种神经功能障碍以及鞘磷脂贮积。根据不同的临床表现及不同致病基因，NPD 主要包括 A/B 型（NPD-A/B）和 C 型（NPD-C）。NPD-A（MIM 257200）/ B（MIM 607616）型即酸性鞘磷脂酶缺乏症，是由于 SMPD1 基因突变所致。NPD-C 是因 NPC1 或 NPC2 基因突变导致胆固醇转运障碍所致。

铿锵玫瑰，平凡的坚强

罹患马方综合征的她的故事

故事概述　　本文中的"她"有马方综合征家族史，初中开始服用药物并定期检查。大学二年级自行停药、三年后因主动脉夹层急诊入院，实施了主动脉根部置换术。后积极投入工作，于 2020 年再次急诊入院，二次手术组织剥离过程中伤及喉返神经，一时失语。患者曾几度情绪低落，不能接受现实。但她在家人的关爱陪伴下，走出了阴霾，常发文激励身边朋友。平凡中见不平凡。

2020 年春天的一个凌晨，心脏大血管外科手术群一则"23 岁，女，夹层，在路上，大概 1 个小时到我院"的信息打破了夜晚的寂静。心脏医学中心手术室的值班医生、护士和麻醉师按例开始术前准备工作，外科值班医生拨响主任电话后整个外科团队紧急赶往医院。

在红白交替闪动的灯光下，在病床从救护车车厢移出的瞬间，一张年轻消瘦的面孔和一双空洞无助的眼睛直接唤醒了所有医护的记忆。旁边陪同的家属不经医生询问就切中要点地陈述了关键信息，这让医护人员进一步确认了，这，就是她。

"大夫，我熟悉这个病，这不是我女儿第一次急诊了，现在就是需要赶紧手术。"术前谈话的顺畅，让医生心中的包袱减轻了不少。

A 型主动脉夹层作为最凶险的急危重症，治疗时间窗有限，血管随时有破裂风险。手术操作难度大、创伤大、出血多，加之患者已做过主动脉根部置换术（Bentall），本次手术需要开展"Bentall 联合全主动脉弓置换及血管内支架象鼻术"，这考验着整个手术团队的能力，同时也考验着患者的身体。

随着黎明的到来，一抹橙红色的曙光也落到了手术室外的候诊区。一夜未眠的父亲满眼血丝，反复踱着步子，几次想要询问，却欲言又止。

上午 10 点，主刀医生的一句话"手术基本结束，患者的生命体征也趋于平稳，达到了治疗效果。"这位父亲这才长舒了一口气。

患者随后转入心脏重症监护病房（HICU）观察，逐步恢复了知觉，当她听到"醒了？你爸爸在病房外守着你呢"的话语后，一抹泪痕慢慢划过脸颊，或许这是她在庆幸与死神擦肩而过的重生，抑或是因为漫长黑夜后能重新见到父母，总之，这是欢欣和喜悦的泪水啊！

次日晨会交班，主管医生和护士汇报完患者病情后，主任说："接下来，咱们要探讨一下这个病例，找到病因，确保围手术期后精准用药。正好，接下来就由你详细研究下这个患者吧。"于是，她就成了我这个新进博士来这个城市接触到的第一个女性马方综合征患者。

待到患者病情稳定从 HICU 转到了外科病房后，我找到了她的病房，想要问询一些细节，却见一个驼腰弓背的瘦小老人在那里。闻听我的来意，他起身回复："那是我的女儿，她妈妈陪她在走廊走动，什么事情你和我说，要不得等会儿她才能到。"

"不急，主任说像她这么年轻的 A 型夹层患者少见，得找到病因。我是医院做罕见病工作的，所以来看看有没有我能为她做的事情"，我说。此时患者恰好在妈妈的搀扶下走进了病房，一身干净的棉质睡衣，衬得她从头到脚特别利落，竟不似做了开胸手术的患者。

"我女儿刚做了手术，暂时还不能说话。"一个满脸笑意，比较丰腴的中年女性说道，"我昨天刚从县里过来，前期他爸说病房不让陪护。"听这一家子标准的普通话，还有恰如其分的谈吐，肯定是读过书懂些医学常识的，这让我瞬间感到轻松了不少，而且后面邀请家属口述患者病情，也得到了爽快的答应。

"您女儿有马方综合征的体征，该病属于遗传病，您能否介绍一下家族史呢"，我说。

"医生，我身体残疾但是头脑没有问题，30 多岁找不到对象，村里就给我介绍了她妈，说她妈人好，就是近视。我想近视不就是配副眼镜便能解决的事情吗？于是订婚当天就带她妈来市里配眼镜，结果跑了几家医院都测不到度数，就挂到了你们医院眼科主任的号，也因此得知她疑似罹患马方综合征。那时候知道这个病没办法治，就配了副眼镜回家了。"患者父亲回忆着过往，唏嘘不已。

"第二年就有了这个女儿。孩子出生时县里主任说她很健康，我也就放心了。结果她 4 岁时，孩子他妈在生她弟时胸口疼，走掉了。我就自己带着她了。"此时，这位父亲忍不住抹起了眼泪，"女儿上一年级时视力不好，我就开始担心她也得了这个病。因为医生说她妈是血管破裂去世的，我就带她来市里医院看病，血管外科门诊还联系了北京的专家会诊，开了药吃。后来女儿考上了大学，因为担心药物的副作用，大二时自行停了药。本科毕业后，孩子考上了县里的公务员，结果工作才 1 年，有一天突发胸痛送到急诊，查出了主动脉夹层，这还是前年的事情……现在她……又做了手术，命倒是捡回来了，但是……人……受的打击……"

是啊，一个女孩子，在胸口正中开胸，插了气管，那情形可想而知。我急忙岔开话题："我们医院是本市唯一的全国罕见病诊疗协作网成员医院，我自己就在做遗传性主动脉疾病的研究，可以帮助她进行基因检测，这对确诊疾病和后期精准干预是有帮助的。"

"哦，博士说需要做，我们就配合呗。"

听到她父亲这么爽快地表态，我立即把知情同意书打印了出来，请他签字。当听说基因检测免费提供，老人对医院更是一通感谢。

1 个月后，全外显子检测的结果显示 FBN1 基因上 24 号外显子上酪氨酸突变为半胱氨酸，结合患者体征可以确诊马方综合征的诊断。于是我拨通了患者父亲的电话，说明了检测结果的意义和诊断，这个位点的变异常导致动脉扩张可能累及肺动脉，希望她后期能让医生开具氯沙坦服用。

"好，谢谢医生。"患者父亲客气一番，然后挂断了电话。

过了两日，他又主动打来了电话："博士，我村的杨梅可以采摘了。您正好可以来看看我的女儿。"

想到检测报告还没有送达，我便欣然答应了。

我周六开车过去，走高速，1 小时车程，远远看到一幢两层的小楼，外观和内室装修都算考究。

"我是村里的低保户，政府扶贫常到我家，来村里就会住到我家。这不，她妈开了餐厅，房子就做气派了些。"患者父亲客套着："女儿回家心情很低落。以前她喜欢英语，上大学时常参加比赛。这次手术后说话就不太好了，以前网上的翻译工作也做不成了。"

我明白，患者术中伤到了喉返神经，而这是二次开胸剥离组织过程中很难避免的。

不一会患者的外公、外婆也过来了，说了很多客家话，遗憾的是我竟一句也没听懂。但从他们那关切的表情，加上其生母已经离世了那么久，闻听给外孙女治病的医生来了，老人家们还专程赶来，我想，这足见患者在家人心中的分量啊。

其间，家里的两个小胖丫头也凑过来交谈。原来，这是患者父亲在她上高中后迎娶的新妈妈所生的妹妹们。

两个妹妹和新妈妈的话很多，都是在和我讲姐姐如何争气，考上大学、赢得比赛、录取公务员、拿各种先进的光荣之事。新妈妈忍不住激动落泪，表达了她虽不是亲生的娃，但视如己出，平日里没有照顾不到的，就是孩子好胜，工作太忙，总不得歇。自从她生病从医院回来后，因为嗓子不好，人的情绪也低落了，恳请我能多宽慰宽慰她。

终于见到了她，罹患马方综合征的年轻女子。

此刻，她正一个人待在房间里看着书，手中英文版的路易莎·梅·奥尔科特的《小妇人》还没来得及放下，一见到我，无奈地指着自己的嗓子摇头。她就那样无助地望着我，茫然起身又颓然坐下。身为女性的我瞬间便明白了她的遗憾，她是多么热爱生活、向往恋爱，期待独立、自主，掌握自己命运地活着。只是手术之后，已经回家休养了1个月之久，现在还没能彻底恢复，心情怎么能不低落呢？

一时间，我也不知应当怎样去安慰她……

有道是，时间最能治愈人。后来当我见到她开始发朋友圈，而且其间都是些激励人心的话语时，这才放心。我想，她应该明白了自己的状况，对病情也释然了，并已经选择了坚强地面对生活。

回望这个被马方综合征所困扰的家庭——作为女儿，遗传了来自母亲的疾病，幼时经历了至亲因病离世，原本想通过努力学习、认真工作为自己和父亲争气，结果却逃不过命运的作弄；作为父亲——起初并不知道这个疾病的凶险，期待婚姻的幸福、美满的家庭，到头来却不得不接连面对身边两个最亲的人罹患相同疾病，一死一伤，其中经历了多少的焦虑、痛苦和无奈……

其实，很多马方综合征患者的故事，带来的都是因疾病遗传造成的几代人的痛苦，其中最惨烈的是女性患者在顺产时血管破裂一尸两命！

10 年前氯沙坦已被报道可以有效缓解马方综合征患者的血管扩张，并提出了患者日常管理的细则，包括运动、生产等。此外，近年出现的三代试管婴儿技术可以杜绝将疾病遗传给后代。加之，今天国家对罕见病高度重视，成立了罕见病诊疗协作网，有助于让罕见病患者得到更好的救治。

在这里，我写下这位患者的故事，是希望能让更多人认识马方综合征，知晓这种疾病可防、可治，也期待这个社会有更多的关爱能够给予这些患者，早日实现这类终身疾病的全生命周期管理；更盼望的是，类似她这样的故事不再上演。

我知道，她愿意将自己的故事分享，并以此帮助罹患相同疾病的患者，用她曾经的苦难遭遇，警示其他患者们疾病早期预防和全生命周期管理的重要，让她曾经的奋发和努力激励其他患者们。

在此，我要特别感谢她。面对病魔给自己带来的重重打击，她始终未曾放弃对生活的热爱。感谢她的父亲，正是一直以来父爱的深深守护，才让她感受到人间的真情温暖。感谢他们对我的信任，他们的交心和无所保留的倾诉，让我的视野从医院救治移到帮扶济困。而这份仁爱之心也将会激励我不断努力学习、进步，为马方综合征患者做更多工作，更好守护他们的健康。

不自怨自艾，不向命运低头，身为马方综合征患者的她如怒放的玫瑰，铿锵、柔美、平凡、坚强。

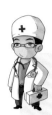

疾病概述

马方综合征（Marfan syndrome，MFS）是一种常染色体显性结缔组织遗传病，以骨骼、眼及心血管三大系统的缺陷为主要特征，是最早由法国儿科医生 Marfan 在 1896 年首先提出的一种间质组织先天性缺陷。因累及骨骼使手指细长，呈蜘蛛指（趾）样，又称蜘蛛指（趾）综合征，之后又由其他医生补充了眼与心脏改变以及家族史，形成了一个完整的综合征。

我想活下去

系统性硬化症女孩的顽强求生之路

故事概述　文中的姑娘是一个二十多岁的系统性硬化症患者，使用了多种药物治疗效果不佳，除皮肤受累已经到了硬化期外，肺间质病变、消化道受累等内脏器官受累均已出现，而且长期治疗经济开销很大，患者带着对生命不放弃的信念，努力寻找属于自己的治疗之路，既悲壮不已，又使人深刻体会追求生命的伟大。

第一次看到这个年轻的姑娘，她的眼神让我终生铭记，似乎在无声地呐喊："我想活，我想继续活下去！"

想象一下，25岁的女孩，花一样的年纪，那张脸却完全失去了娇嫩和美丽，像40多岁的样子，宛如扣着一张面具，口周布满放射性条纹，口唇菲薄，讲话由于张口受限导致声音喑哑、低沉。因颈部皮肤紧绷，抬头也受到限制，所以只能低着头。皮肤坚硬而黝黑，像打过蜡一般，可见部分色素沉着。四肢就像被一层铁皮包裹着骨头，摸起来完全感觉不到皮下脂肪的柔软。她的右肘关节因皮肤紧绷而无法伸直，只能始终保持着弯曲状态，以至于活动起来显得僵硬而刻板。手指皮肤绷紧，四肢温度很低，且有多发溃疡，可以看到有脓性分泌物。

身后的同学在窃窃私语，我无奈地看着手里的病历，诊断已经非常清楚了，"系统性硬化症，硬皮病"。

她的父母都是农村人，对疾病了解一些，但不是特别清楚，而这个年轻姑娘说起疾病的专有名词却娴熟得令人痛心，一方面能看出她是下过大工夫去了解过，另一方面也说明她饱受折磨。果然，细问之下，她的整个病史已经10余年，从开始就诊时的皮肤肿胀，到后期慢慢出现的肺间质病变，再到后期的肢端溃疡、肺动脉高压，她的病程就像教科书上写的一样，仿佛鲜活的生命在与刻板的疾病殊死博弈，一个典型的系统性硬化症案例。

再看看她的治疗用药过程，我不禁又叹了一口气，用药史里简直什么药物都有，激素、数目繁多的免疫抑制剂、一大堆辅助药物，不是用了无效就是无法耐受，看来也曾尝试过很多稀奇古怪的方法，但事实上对疾病而言仅属于杯水车薪的存在。

这不，女孩向我咨询的第一项治疗方案居然是："医生，我听说有造血干细胞移植能治疗硬皮病，你了解吗？"就连我身后的学生们都露出了惊讶的表情，因为他们甚至都没听说过这个治疗方法。

我站在病床边和她慢慢说道："硬皮病的治疗目前还是要根据各系统的具体受累程度而定，主要采用激素和免疫抑制剂，配合一些辅助药物，比如 ACEI 或 ARB 类药物，扩张血管的药物等治疗。现在确实存在一些新的疗法，包括你所说的造血干细胞移植等，但是循证医学证据都很不够，疗效也不特别肯定。此外，这个费用……"

顿了一下，我接着说："如果累及肺部心脏，还有血管炎溃疡可以考虑使用环磷酰胺，但是对于生育有影响……"

她有些无奈地打断了我："生育我是不考虑了……我之前也用过环磷酰胺，恶心呕吐，有点受不了。"我建议她尝试小剂量分次使用，她思虑再三，决定再尝试一下。

第一次用过环磷酰胺以后，她的消化道反应仍然很重，但凭借超强的意志力忍住了，我想除了她的信任，可能经济因素也是不容回避的问题。听她父亲诉说过，这几年的治疗开销过大，亲戚朋友的钱早已借遍，治疗效果却令每个人，包括她的父母，对痊愈的信心越来越低。

但她对生命真的抱有异常强烈的眷恋，加上年纪又轻，所以任何治疗方法都心甘情愿去尝试。造血干细胞移植的方案就是她自己从网上查到的，由于宣传效果到位，让她对治疗的预期大增，即便是我告诉她所需费用是以十万为单位计的，她依然信心满满。只是她的父母都选择闷声不吭，毕竟十万元对于某些家庭而言可能只是随意挥霍的零花钱，而对于另外一些家庭来说无异于天文数字。相较于此，环磷酰胺的费用简直是从天而降的金子，堪称物美价廉，因此即便再痛苦，她也愿意尝试。

当使用到第二次时，由于消化道反应更重，她开始动摇了，自己再次上网查询了起来。其实她心里知道，网上能查阅到的药物自己都已用过，且用处甚微。她也找过无数医生，并坚信每一个推荐给她的方案，但治疗效果均不尽如人意。即便如此，她依旧不肯妥协和放弃，因为她想活着，即便是如此痛苦地活着，但毕竟活着就有希望！

再次见到她，硬皮病的胃肠道受累表现已经很明显了。就餐对她而言也成了考验，不能多吃，更不能乱吃，一点异常就会立即腹泻。一个年轻人一边用着升高血糖的激素，一边吊着葡萄糖水，即便不克制饮食，天天检测居然也都是低血糖，这说明她的胃肠道已如同皮肤一般坚硬如铁，根本无法吸收食物中的营养成分了。

她讲话的气力也越来越差了，甚至不能像上次那样和我长时间地讨论治疗方案，就连她的肺间质病变也在进展，上个厕所都得坐在床上喘息半天。为了控制肺间质病变进展，她必须加上抗纤维化药物，在已经使用十几种药物的基础上，又增加了一层不算轻的负担。即便如此，这一大把药物还不算是真正的"压垮骆驼的稻草"。

有天下午我去巡视病房，看到她神色凝重地坐在病床旁的阳光里，而她父亲则闷声待在角落里。我照例询问了一下她的状况，没人回答，沉默了半天，她突然冒出这样一句话："我不想死，我想活着！"

没有一滴眼泪，她的表情只有不甘。二十多岁的生命，最美好的年华，她还没来得及芬芳绽放，居然就要日益枯萎、日渐凋零。每一天对她而言似乎都是撕心裂肺的折磨，她可以清晰地听到生命之泉渐渐流逝的声音，四处寻找、用尽全力，却无法挽留命运干涸的脚步，只能眼睁睁地看着健康离自己越来越远，最终遥不可及……

真的没有什么好的办法。她还是耐受不住环磷酰胺的反应，转而继续服用激素，在硬皮病进入到硬化期后，没有什么药物可以逆转病程，只能眼睁睁地看着一个接一个的临床症状出现，一个接一个的系统纤维化，然后功能衰竭。在这个过程中，患者会承受着脏器功能不全带来的不适，试图和医生一起用尽全力挽回，得到的却只有一次次无奈的失望，到慢慢习惯这种不适，再到出现新的不适，周而复始，逐渐衰萎，这似乎就是系统性硬化症晚期患者的煎熬之路。对于医患而言，没有人知道接下来会面对什么，唯一可以预见的就是无力回天。

令她最无法释怀的是，为什么她如此积极，愿意配合尝试每一种药物的治疗，到头来却没能成为那40%治疗有效的人群。每次查房，我都试图用大段的话去安慰她，我知道所说的这些对于群体是机会，对于她这个个体是徒劳无功的，但遗憾的是，我还是必须得这样讲，更让人难过的是，她和她的家人也知道这是无济于事的道理，但她还得继续尝试欺骗自己去相信，她的父亲还得一如既往地保持沉默无语。

我遍翻所有的指南，最新的文献确实提供了硬皮病各种新的知识点，写了很多注意事项，但都无法延缓患者的病程，更像是无奈之后的权宜之计。不知因为什么，在免疫性疾病中大显神威的各种药物，到了系统性硬化症面前全都哑了火。患者对任何新疗法的渴望度都非同一般，她甚至还问过很多次临床试验的事情，我们也告诉她那些确实是有风险的，而她的回答依旧是"我想去试试"。是的，从始至终，她想要"活着"，她不想死。

经过努力我终于联系上了一些福利项目，这样可以减少她治疗的开销，对此她显得既开心又害怕。开心的是，终于能省下一些费用继续支持她的治疗；害怕的是，万一实现不了，这就成了昙花一现的美梦。在整个流程走完之前，她一直处于一种紧张、焦虑的状态，每天要发几十条微信来确认这件事的进展和真实性。直到尘埃落定的那天，她特意到老约翰买了面包和点心，为那个帮助她的志愿者献上了一份她认为非常高端的午餐。那个志愿者有些诧异，忙发信息问我这个女孩怎么了，我告诉他，她是因为太高兴了，但还有一句话我没说出口，那就是，她是如此珍惜生命，因此太在意每一个能让她活下去的机会了。

后来，她没有再来我这儿就诊，但我想她应该还在坚持着吧，即便前途渺茫，她依旧会去寻找疾病的治疗之路，因为她想活下去，想继续顽强地活下去……

疾病概述

系统性硬化症（systemic sclerosis，SSc）是一种罕见的自身免疫病，特征性的表现为皮肤和内脏器官的纤维化以及微血管病变。SSc主要可以分为局限皮肤型SSc（lcSSc）和弥漫皮肤型SSc（dcSSc），此外还有无皮肤硬化的硬皮病（sine scleroderma）和重叠综合征（overlap syndrome）。由于该病发病率低，临床表现复杂多样，有内脏器官受累者预后偏差，因此对该病的诊治充满挑战。

困扰一家人的肌无力

小记三位 CHRNE 基因突变所致的先天性肌无力综合征患者

故事概述

本文中"小刘"一家遭受肌无力困扰多年，既往受制于各方面因素都未能确诊，更无法针对病因进行治疗，导致一家三口除无力症状外，还因为长期脊旁肌无力出现脊椎侧弯畸形。由于疾病小刘和他姐姐无法外出工作，加之脊椎畸形，给家庭与个人的经济和心理造成极大负担，也给个人婚恋带来极大困扰。事实上，先天性肌无力综合征虽然是基因突变导致的罕见神经遗传病，但其中多种类型通过一些简单且并不昂贵的口服药物就可获得较好的症状改善，因此及早识别至关重要。小刘一家经过精准治疗，恢复了劳动能力，家庭获得经济来源，医者最大的成就感莫过于此。

还记得那是在 2015 年的冬天，诊室来了一位 21 岁个子瘦小的青年男子小刘（化名），他手里拿着一叠外院的检查和就诊资料，绝望地对我说："医生，我被折磨得不行了。17 年了，自打我记事起，我就没有力气，比同年龄的小孩子跑得慢，先后到多家大医院都看过，查不出病因。最近 1 年来整个身体无力更加严重了，我没有办法出去工作，没法挣钱啊……"

看着焦急的小刘，我赶忙给予安慰，然后开始仔细询问起他的患病经过。小刘从 4 岁起就开始出现走路费力的情况，活动后会加重，休息则稍有缓解，症状波动，时好时坏，天气寒冷时更加明显。近 1 年来，这种症状明显加重，现在发展到连爬一两层楼梯都会感觉吃力的地步。

查阅患者在外院的辅助检查，结果显示肌酸激酶、电解质、甲功、自身抗体等均正常，做过肌电图提示可疑的肌源性损害，重复电刺激检测提示胫神经存在低频刺激递减。头颅和脊柱磁共振未见脑和脊髓异常。因为重复电刺激存在异常，曾经被怀疑罹患重症肌无力，但治疗无效。查体患者身材矮小，体格偏瘦，双眼闭合力减弱，未见明显面部狭长等肌病面容，四肢肌张力稍减低，躯干及肢体肌力 4 级，可见轻度脊柱侧弯畸形。

这是一个什么疾病呢？

我接着问他家里是否还有其他人有类似的情况。小刘告诉我，他的母亲和姐姐的情况和他类似。这样的家族史提示小刘罹患的是一个家族遗传性疾病，很可能是常染色体显性遗传。为了弄清楚这一家人的病情，我告诉小刘，请他把母亲和姐姐也带到我专病门诊来。

1 周之后，小刘带着他的母亲和姐姐如约来到我的门诊。我对她们进行了详细的病史询问和体格检查。小刘的母亲大约是在 10 岁出现双手抓握东西费力，大约 12 岁时行走费力，活动后症状更加明显，休息后稍缓解。小刘的姐姐现年 24 岁，她的情况似乎比小刘还要更严重一些，从小体育成绩就很差，十来岁起开始走路及伸手指费力，活动后加重，休息后好转。此后症状逐渐加重，不能跳跃，如今爬楼梯、端碗费力，手指无法完全伸直、轻度饮水呛咳。小刘母亲和姐姐的体格检查结果和小刘类似，不同之处在于她们俩脊柱侧弯更加明显。

"肖医生，您一定要救救我们这一家人啊！我们得了这个怪病，多年来在好多大医院都看过，各种中药西药吃了不少，也花了不少钱，也没个结果。我们全家是农村人，经济条件不好，由于这个病年轻人没办法干农活，也不可能出去打工挣钱，现在就靠孩子爸爸在建筑工地打零工来维持整个家庭的生计。我年龄大了，治不好也就认命了，可我这一双儿女还年轻，求求您一定要治好他们啊！"小刘的母亲声泪俱下。

我安慰道："放心，我会尽全力搞清楚你们一家人得的是什么病的。"

我知道，小刘一家三口人所患的疾病应该是常染色体显性遗传，每一代人有 50% 的概率会把这个致病基因遗传到下一代，但如果不搞清楚详细病因，就没办法采取针对性治疗，而且同样的悲剧可能会在家族后代中反复上演。能直接给小刘一家进行基因检测吗？彼时基因二代测序已逐步在国内推广应用，但受制于技术条件和成本所限，检测的价格还比较昂贵，而且测序深度尚不足，这就意味着可能会遗漏掉致病基因。同时，二代测序也可能检测出多个突变基因，但判断是否为致病基因还需结合患者的临床和其他辅助检查。因此，当务之急是进一步明确临床诊断或缩小他们一家人的疾病诊断范围。

回顾小刘的病历和检查资料，我发现他虽然存在确切的肌无力，肌电图提示可疑的肌源性损害，但是肌酸激酶是正常的，故而进行性肌营养不良的可能性几乎可以排除，但尚不能除外某些类型的先天性肌病。患者存在脊柱侧弯畸形，提示可能存在骨关节受累，所以某些类型先天性肌营养不良也不能除外。

他的头颅和脊柱磁共振未见脑和脊髓异常，肌张力不高，提示中枢神经系统致病的可能性不大。患者的无力虽然逐年加重，但经询问病史得知，这种趋势还存在一定的波动性，而波动性肌无力又通常提示重症肌无力这一类累及神经肌肉接头的疾病，可小刘按照重症肌无力治疗无效，而且重症肌无力是自身免疫相关性的获得性神经肌肉接头疾病，不应有这么明显的家族史。

一通思考后，临床诊断一时陷入困境。

转念一想，小刘既往在外院做过肌电图，但是做得并不完整，也没有做全面的神经传导和重复电刺激检测。既然怀疑是下运动神经元所致的无力，那么就应当再详细地给他们一家人复查一下神经电生理检查。考虑小刘家经济条件有限，我为他们申请了免费的电生理检测。

这次，检查的结果提示肌肉和神经传导速度未见明显异常，但重复电刺激检测发现3人的面神经、尺神经、正中神经、胫神经在高频和低频刺激下均存在不同程度的衰减。不仅如此，仔细查看患者的神经传导，发现存在重复复合肌肉动作电位这一特殊现象。根据以上的特殊电生理检查结果和患者的临床表现及家族史特点，我查阅了文献，发现这家人所患的疾病很可能是先天性肌无力综合征，电生理结果符合其中慢通道综合征的特点。

先天性肌无力综合征是一大类疾病，不同的类型治疗药物不同，需进一步通过基因检测来明确。

1个半月之后，基因检测结果提示小刘一家3人携带了CHRNE基因杂合突变，结合之前的临床和电生理结果，终于确诊为CHRNE基因突变所致的先天性肌无力综合征，生理上符合慢通道综合征。我继续查阅文献，发现治疗抑郁症的氟西汀居然对这个病有效，其作用机制是可以调控神经肌肉接头处乙酰胆碱受体通道的开放。于是我给小刘一家开具了氟西汀的处方，并叮嘱用药期间密切观察和随访。

令人欣喜的是，2个月之后随访，小刘高兴地告诉我，服药之后他们一家人的无力症状均得到明显缓解，他已经准备去找工作了。此后，小刘一家三口大约每3个月会来我门诊随访1次，病情控制得十分稳定，查体虽然肌力较正常人略差，但较治疗前已显著改善，日常生活不受影响，还能够从事一些非重体力的劳动，小刘和他姐姐也各自找到了一份工作。

一方面陆续患有这样一种罕见病，是小刘一家的不幸，但另一方面他们又是幸运的。因为虽经历波折，但还是遇到了能给予帮助的医生，不仅被确诊找到治疗药物，及时地阻止了疾病进展，其后自食其力获得了工作的机会，得以融入社会，也由此挽救了一个家庭。

面对很多罕见病，作为医者，我们通过努力为患者明确了诊断，也能够为患者及家属提供有效的遗传咨询、预后判断，但有些罕见病迄今为止仍然没有有效的治疗药物，我们倍感遗憾。

但更让我们痛心的是那些被错过和延误的可治性遗传罕见病，这类疾病原本可以采用目前的药物和手段，获得很好的治疗效果，倘若误诊或延迟诊断，那么疾病很可能已经对患者造成了严重的不可逆损伤，此时再进行治疗也无法挽回。

因此，真的太需要全社会共同关注罕见病，积极宣传相关知识，加强从事罕见病诊疗医务人员培养，完善诊治体系建设，从而造福于广大罕见病患者。

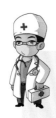

疾病概述

先天性肌无力综合征（congenital myasthenic syndrome，CMS）是以疲劳性肌无力为特征的一组遗传性疾病。由于神经肌肉接头的突触前、突触间隙和突触后结构的遗传缺陷，导致运动终板神经肌肉接头信息传递受损。CMS好发于青少年、儿童和婴幼儿，主要临床特征包括四肢近端无力、延髓麻痹、呼吸衰竭。根据CMS病变部位分为突触前膜、突触间隙、突触后膜病变、糖基化缺陷和肌病重叠综合征。

跨越生与死的坚守

与抗 AMPAR 抗体相关自身免疫性脑炎的那场惊心动魄的鏖战

故事概述

　　本文中的"吴阿姨"，平素是一位精明强干、身体健康的女性，既往无严重基础疾病，本次以近记忆障碍、精神行为异常起病，在疾病发生发展过程中，伴随癫痫发作，又有发病急、症状进展迅速、治疗效果前期欠佳等特点。但通过团队抽丝剥茧般地深挖疾病发生发展过程中的细节，多学科团队以及远程专家协助治疗方案的制定和修正，以及吴阿姨爱人不辞辛劳地悉心照料，我们最终将吴阿姨从死亡的边缘挽救了回来。

　　人们总在感叹，那些经历过的苦难，势必会加速我们的成长。于我而言，吴阿姨的故事就在时刻提醒着我要在职业道路上披荆斩棘、勇往直前。我们有时不得不感叹，在岁月的长河中，那些刻骨铭心的历练所起到的作用。当一切尘埃落定、问题被完美解决之时才赫然发现，我们奔向温暖阳光的那条道路上，印刻了每一步坚实的脚印。

　　在与病魔缠斗的时间长廊中，无数次将患者从死亡的边缘拉回的时刻，点点滴滴都凝聚成满天星辰。在此，我谨摘下其中的一颗——将吴阿姨的故事分享出来，希望它能像一粒小小的种子，在每位医务工作者的心中落地、生根、发芽，长成参天大树，助力大家在未来的从医道路上跋涉与成长。

　　打开记忆的匣子，仿佛一下子将我带回到那个寒冬腊月的时节，与吴阿姨的相识历历在目。有些刻骨铭心的场景并不会随着时间的流逝被拉远，反而像放飞的风筝，飞得越高，线牵得越紧。我和吴阿姨的故事便如此，起点也不过是平凡普通一天中的一个瞬间。

　　那天傍晚，我们接到下级医疗机构的求助电话，说遇到了难啃的"硬骨头"。一位 49 岁的中年女性，以记忆力减退被收住当地医疗机构。不同于血管性痴呆及阿尔茨海默病等记忆力减退表现，在入院第二日夜间，她突然出现了间断去皮层强直发作，给予咪达唑仑持续泵入后症状未完全控制，查体不能配合。受限于当地的医疗水平，为了不耽误患者治疗，我们在当天晚上便联系下级医院，通过 120 快速通道将患者转入我们科室进行全面系统的诊断和治疗。这位患者便是吴阿姨。

初次见到吴阿姨已经是夜晚 10 点，她的丈夫和家人的情绪已经紧张到了极点。在这次生病之前，吴阿姨平素身体健康，是一个精明强干的女人，她的丈夫自然接受不了这样突如其来的、快速的病情变化，更无法面对由此所带来的诸多问题。

患者进入科室，稳定生命体征后的第二天，我们对她的病情进行了全面梳理。主任牵头，集结了全科室由博士、硕士加盟组成的最强医疗团队，对患者现有的突发状况，完成检查的优先级排序和治疗的优先级制定。团队通过将近两个小时的头脑风暴，明确了多线并行的诊断和治疗方案。

古时有云，两军对垒、交战，欲获胜需天时、地利、人和。根据既往在与各种病魔的斗争中积累的经验，我们按既定程序启动了快速应急预案。吴阿姨的头颅 MRI 检查提示两侧额顶叶脑白质多发斑点状、左侧颞叶海马斑片状脑白质脱髓鞘改变，鉴于此我们先完善了腰椎穿刺检查。

腰穿结果显示脑脊液蛋白 0.57 g/L，脑脊液白细胞计数 92×10^6/L，潘氏试验阳性。自身免疫性脑炎抗体谱中抗 AMPAR2 阳性（1:1000），水通道带白（AQP）4、副肿瘤抗体谱、神经节甘酯抗体谱均为阴性。

接下来，我们针对吴阿姨的症状迅速完善了脑电图检查，检查提示中度异常。入院第二日复查头颅 MRI 平扫示双侧海马及杏仁核异常信号。根据现有结果，我们对其做出了初步诊断，自身免疫性脑炎（抗 AMPAR2 阳性）。在经关键检查锁定治疗方向后，我们继续完善了后续相关检查，对吴阿姨的疾病做了全面鉴别和修正补充诊断。

在确定好治疗方案后，初始治疗迅速给予甲泼尼龙冲击治疗 1 g 3 天、500 mg 3 天、240 mg 3 天、120 mg 3 天，后改为醋酸泼尼松口服。吴阿姨在治疗过程中出现明显意识障碍，呈典型的"睁眼昏迷"状态（眼睛睁着，但是实际上跟外界没有任何沟通和交流，是意识情况受损比较严重的一种状态），团队针对吴阿姨的现有结果迅速启动了全院多学科会诊，最终在与其丈夫充分沟通下完成了 5 次血浆置换，其后又给予静脉人免疫球蛋白 5 天治疗。

在这期间，吴阿姨症状一直不见好转，这严重打击了我们的信心，加之高昂的治疗费用更增加我们的心理负担，所幸她丈夫坚定的态度和决心无疑一剂强心剂，让我们得以坚持。在 3 周的治疗过程中，我们还观察到面对吴阿姨时，她的丈夫有很多让人记忆深刻的细节。比如，对意识障碍的吴阿姨寸步不离地相守；给吴阿姨的脸化上美美的妆容；坚持给吴阿姨读她最爱的书……请注意，这是他每天都做的事情，每天！

我们一次又一次被这个男人对妻子的悉心呵护和无微不至的关怀所感动。在 3 周多漫长的治疗周期后，我们为吴阿姨复查了头颅 MRI，结果提示双侧海马及杏仁核异常信号，面积较前片稍大。这个结果仿佛晴天霹雳，给治疗团队的每个人的心上都蒙了一层灰蒙蒙的雾。

为什么会这样呢？我们再一次集中回顾了当下制订的治疗方案，并群策群力查询了所能找到的自身免疫性脑炎中爆发性脑炎患者的国内外个案报道，最终经过团队多轮讨论决定，暂行当前治疗方案，在此过程中静待转机的出现，同时继续加强营养，防治并发症。

不夸张地说，在与吴阿姨相识的这一个月中，每一天团队中伙伴们的心情都跌宕起伏。治疗期间，我们还向北京 301 医院和北京协和医院神经内科国内顶尖专家们详细汇报了吴阿姨的治疗状况及病情变化，在专家们的多次会诊和远程指导中，在与国内外免疫相关的顶尖专家的交流中，我们日益坚定了治疗方向和治疗方案，最终决定让时间来验证我们判断的正确性。

在和病魔博弈时，医者和患者有时会处于弱势一方，这就更需要我们团结一致，拼尽全力去突围。好在最终功夫不负有心人，随着时间的流逝，日子一天天地过去，吴阿姨的病情终于迎来了转机。她的意识开始好转，她和丈夫的人生故事可以继续浪漫地书写下去了。那一刻，她的丈夫喜极而泣，而我也感受到了久违的愉悦，就连上下班的步伐都显得异常轻快。这个世界就是这样神奇，努力总有回报，阳光总会在风雨后出现。

随着内环境的好转、营养状态的改善，那个躺在床上差点被宣告死亡、被死神带走的吴阿姨，经我们科室治疗1月余后意识竟然奇迹般出现了好转，精神状态也一天天地好了起来。在这样一个漫长的治疗周期中，我们陪着她在病房里度过了她50岁的生日，见到了她的丈夫忙碌着接待朋友、家人焦虑的探望，更见证了她的丈夫对她的爱——那个只在深夜默默落泪的男人，一双眼睛里有对她的关切、对我们的信任、对爱人战胜疾病的期盼。如今，随着吴阿姨的逐渐恢复，那些曾经的痛楚似乎已渐渐淡化，慢慢远离。

在吴阿姨出院将近3个月后，我们收到她的丈夫发来的吴阿姨做家务的视频，虽然动作还有些许笨拙，但总归已经接近达成了一个圆满的故事。在这个惊心动魄的故事中，所有的亲历者都曾获得了勇气和力量。吴阿姨战胜了病魔，迎来了新生。她的丈夫挽救了妻子，得以续写爱的华章。我们这些医务人员则迎来了心灵的洗涤，明白了正在从事的职业的意义。

当初，正是因为有吴阿姨丈夫的不离不弃，让大家看到了患者对生的渴望，家人守候陪伴的感动以及夫妻间爱情的伟大。也正是这些，才给吴阿姨带来了得以康复的契机，给了我们坚持下去的动力。你们不放弃，我们自当拼尽全力。医疗团队不辞辛苦，彼此间通力协作，站在床边不断细心地观测、记录和评估每一次治疗后的效果，远程专家高屋建瓴的细致指导，多学科团队的各抒己见，分级诊疗便捷模式下的信息互通，多方位多角度全面规范诊疗计划的制订和修正……

我们对疾病寻根溯源孜孜不倦的态度及治疗疾病从不懈怠的努力，加上吴阿姨生命力的顽强、吴阿姨先生的爱的力量，终于将战胜病魔的底气和决心变成了将吴阿姨从死亡边缘救治回来的现实。

这场与自身免疫性脑炎的鏖战恍如昨日。

当硝烟散尽，我们依然埋头做着这份最朴实的救死扶伤的工作。但吴阿姨的故事又令一切有所不同，它更加坚定了我们治疗复杂危重患者的决心。

良性的医患关系让这份职业更加熠熠生辉，我们更加深刻地体会到这份职业所蕴藏的无穷无尽的荣耀与力量，鼓舞着我们面对患者的生死，执着坚守。

疾病概述

　　自身免疫性脑炎（autoimmune encephalitis，AE）泛指一类由自身免疫机制介导的脑炎，但一般特指抗神经抗体相关的脑炎，例如抗 NMDA 受体脑炎等。AE 合并相关肿瘤者称为副肿瘤性 AE。急性播散性脑脊髓炎、Bickerstaff 脑干脑炎等也属于广义的 AE 范畴。

坚 持 的 意 义

重症联合免疫缺陷反复严重感染患儿的奇迹之路

故事概述　　重症联合免疫缺陷发病年龄早，临床表现重，治疗困难，花费多，死亡率高。很多家长都丧失了信心，放弃了治疗的机会。但是随着医学技术的发展、诊治水平的提高，使重症联合免疫缺陷治愈成为可能，在患儿、家长、医护及社会的不断努力下，给患有重症联合免疫缺陷的儿童带来了生的希望。我相信，坚持的背后，一定会有奇迹。

2021 年 8 月，我们免疫科病房从急诊收治了一个 5 个月大的男婴，铭铭。还记得铭铭被推进病房的时候精神很弱，呼吸急促，于是我立即为他进行了查体。铭铭的经皮血氧饱和度仅为 90%，两肺呼吸音极低、啰音很多，病情非常严重。时间紧迫，为了尽快掌握病情、制定治疗方案，在为孩子进行吸氧、心电监护、开放静脉通路等紧急处理后，我立刻翻阅起铭铭的既往病历。

2 个月前，铭铭在接种疫苗后，出现了反复发热、咳嗽的症状，同时左侧腋窝淋巴结持续性红肿，辗转于多家医院，考虑重症肺炎，痰中找到多种病原体，包括流感嗜血杆菌、嗜麦芽窄食单胞菌、耶氏肺孢子菌、念珠菌、鼻病毒等，同时合并免疫功能低下、脓毒症、淋巴结炎、肠炎。虽然给予了多种抗生素、雾化、丙种球蛋白、糖皮质激素等治疗，病情仍在逐渐加重。

半个月前，孩子出现了呼吸衰竭、心力衰竭，下病危，转入了当地医院的重症监护室，进行气管插管辅助通气。后续的治疗更加艰难，常规使用的治疗药物就多达 20 余种。尽管如此，铭铭的肺部炎症面积仍在持续扩大，炎性指标居高不下，甚至出现了抽搐的表现，命悬一线。

铭铭妈妈边痛苦地回忆边说："当地医生跟我说，能用的治疗手段他们都用了，但孩子的病情太重了，快不行了，他们也没有办法了。我太难过了，但是还是要坚持下去，不想放弃，但凡有一丝希望我也要试一试！所以我才带着孩子找到了你们，拜托你们一定想办法救救他啊……"

对于焦急的家长和病危的孩子来说，医务人员可能是他们现在唯一的希望。"您放心，我们一定尽全力救他！"是的，不知道结果会怎样，但我肯定会竭尽所能。

根据铭铭的检查结果，免疫球蛋白及免疫细胞都重度缺乏，考虑存在重症联合免疫缺陷病，这可能是感染长期控制不好的根本原因。此外，孩子存在呼吸系统、循环系统、神经系统、消化系统、血液系统等多系统损害，并有细菌、真菌、结核、病毒等多种病原体的感染，长期的疾病也导致了严重的贫血、低白蛋白血症、电解质紊乱及营养不良，治疗难度极大。

入院后，我们立即进行了科室讨论，针对每一个细节进行分析，制订了适合铭铭的个体化治疗方案。治疗初期，在医护人员的悉心照料下，孩子的病情逐渐好转，由最开始的无创呼吸机辅助通气逐渐改为鼻导管吸氧维持，肺炎逐渐吸收，淋巴结逐渐缩小，炎性指标逐渐下降，医生及家长都看到了胜利的曙光。但经过 1 个多月的治疗后，铭铭出现了肝功损伤、低钾血症等药物副作用，只得换药。换药后铭铭出现了呕吐、腹泻的表现，仍然不能耐受，病情再次出现反复。

我们对铭铭妈妈说："铭铭治疗的路会非常艰难，这些药物联合使用确实可以控制孩子的病情，但他毕竟才 5 个月，脏器都未发育完全，比较脆弱，多种药物长时间联合应用会损害脏器的功能。当副作用出现时，我们只能更换治疗方案，但孩子的病情就有可能再次出现波动。比如今天，孩子又发烧了……"

铭铭妈妈沉默了。她突然意识到，刚刚看到的希望可能会就此消失不见，这么长时间的努力随时会化为泡影，孩子的病情甚至会再次回到起点，这一切，再坚强的人也无法接受啊。她的眼中透露出失望、悲伤、恐惧，终于忍不住瞬间崩溃大哭。毕竟，她所面对的不仅仅是高额的医疗费用、无时无刻的担心、他乡就医的孤独无助，还有也许会不得不与铭铭生离死别的痛苦。

我感觉她要坚持不住了，只能再次重复了之前的话安慰她："您放心，我们一定尽全力！"

就是这样一句简单的话，便让铭铭妈妈悲伤的情绪戛然而止，她尽最大的努力快速整理好情绪，对我说："医生，您继续尽力治吧，什么样的结果我都接受。我们一定坚持下去，我们绝不放弃……"

通过多次科室内讨论以及多个科室间会诊，还有多轮治疗方案的调整，经过大家齐心合力 2 个月的不懈努力，铭铭的病情终于稳定住了。医生阿姨每天都会去床边看望铭铭，密切关注他的病情变化。护士阿姨经常会给铭铭播放儿歌，辅助他练习翻身、独坐，为他洗澡、梳头，抱着哄他入睡。一时间，爱笑的铭铭成了病房的团宠，俨然一位人见人爱的小王子，我们都为这个坚强的小家伙感到由衷的高兴。

铭铭的感染控制住了，脏器功能恢复了，下一步就是解决重症联合免疫缺陷病重中之重的步骤——造血干细胞移植了。

造血干细胞移植是目前唯一可以彻底治疗重症联合免疫缺陷的方法，但是对于不满 1 岁且存在重症感染的铭铭来说，风险极高，花费也是巨大的，甚至很有可能在移植后出现不可控制的严重感染而危及生命，最后"人财两空"。

铭铭妈妈明确表示："医生，只要有一丝希望我都不放弃，既然救孩子别无他法，我同意移植。"

移植，首先就是要找到合适的供者。幸运的是，铭铭与他 9 岁的哥哥泉泉配型成功。要想完成接下来的治疗，需要为泉泉进行一系列的检查，包括抽血、心电图、CT、超声等。看着大儿子泉泉，身为两个孩子的妈妈也是心疼不已，手心手背都是肉啊。但现在为了救弟弟，只能委屈哥哥了。出乎意料的反倒是泉泉，这个小小的男子汉表现出了超乎年龄的懂事和勇气，他说："妈妈，别担心，我是哥哥，我一定会救弟弟的，您放心吧！"

为了能够顺利地给铭铭移植，泉泉说到做到，每天开始加强锻炼，就连以前不爱吃的蔬菜、水果都大口大口地吃起来，边吃边不忘鼓励自己说："我身体好了，才能救弟弟，弟弟才会好，我一定会坚持的。"

供者的问题顺利解决了，下一个需要破解的就是高额的移植费用这个难题了。铭铭的病让生活本就不算富裕的家庭更是雪上加霜，为了来北京看病，铭铭的父母已经花光了自己的所有积蓄，跟亲戚朋友也借了个遍，现在可谓负债累累，怎么才能筹到这几百万的移植费用呢？

道路虽然艰难，但是所幸他们并没有放弃。铭铭爸爸一直在外奔走，通过向银行贷款、发起大病筹及水滴筹、在救助平台进行线上公募等各种途径尽力筹措钱款。社会各界人士在看到了铭铭的不幸、泉泉的勇敢、父母的坚持后，也都非常感动，纷纷伸出援手。最后在大家的共同努力下，所需费用终于攒够了。

与此同时，为确保手术万无一失，移植科的医护人员们也在积极准备。为了即将到来的移植操作，大家再次确认移植仓的情况、核对患者及供者的信息、与免疫科沟通孩子的治疗细节……2021 年 10 月 13 日，铭铭如期顺利地转到了移植科。

移植的过程漫长而凶险，我们所有人都为这个小家伙捏了一把汗。11 月 18 日，铭铭终于成功地完成了造血干细胞移植。还来不及高兴，我们又开始为他揪心了。

移植后的第 6 天，铭铭出现了全身皮疹，伴有肝功损害，考虑为移植物抗宿主病；

移植后的第 11 天，孩子又出现了多重耐药菌的感染；

移植后的第 23 天，他的白细胞、血红蛋白及血小板下降，考虑植入不良；

移植后的第 55 天，患儿再次出现发热；

移植后的第 99 天，则出现了胰腺炎……

真的是闯过一关又一关！大家携手揽腕，从未轻言放弃，直至铭铭的病情逐步稳定，天真无邪的笑容再次回到了他的脸上。

2022 年 1 月 14 日，在所有人的共同努力下，铭铭终于好转出院了。

虽然从来到这个世界便历经磨难，但铭铭依旧是特别幸福的。在他身边，是时时刻刻为他付出的父母，是无私无畏为他奉献的哥哥，是竭尽所能挽留他的医务人员，是慷慨解囊的亲戚朋友，是不知姓名伸出援手的那么多好心人。正是这些人深沉厚重的爱，还有铭铭自己的不屈不挠，才为孩子拼搏到了健康成长的机会。

每到复诊，看到一天天长大的铭铭，我总会回想起那段艰难不易的日子。还好，我们一起坚持下来了，这才有机会能再次看到他可爱的笑容，这就是坚持的意义吧！

铭铭，我们的小王子，希望今后的日子你能平安长大，快乐幸福。

疾病概述

原发性联合免疫缺陷病（primary combined immunodeficiency, CID）是一组以 T/B 细胞缺陷为主，同时可伴有不同程度其他细胞缺陷的异质性疾病，至 2017 年已发现 49 种不同基因突变可导致该病。CID 中最为严重的类型称为严重联合免疫缺陷病（severe combined immunodefiency, SCID），常引起 T 细胞数量显著降低甚至缺如，B 细胞和 NK 细胞不同程度降低或功能异常，临床常表现为出生后 2 ～ 5 个月内出现生长发育停滞、持续性腹泻、明显细菌感染、鹅口疮、肺囊虫肺炎和播散性卡介苗感染等。SCID 中以 IL2RG 所致 X 连锁严重联合免疫缺陷病（X-linked severe combined immunodeficiency disease, X-SCID）最为常见。

奇怪的夺命水肿

遗传性血管性水肿家庭的丧子坎坷与获救

故事概述　　本文中的妈妈为退休工人，2019年于我科诊断为遗传性血管性水肿，反复四肢水肿、腹痛和咽喉水肿近40年，曾到当地多家医院就医，诊断不明，曾尝试多种药物均治疗无效。最后来到本医院确诊，就诊时其女儿仍在读大学，母女二人经对症治疗，现均未再发生水肿，生活从此再次充满阳光。

记得那是4年前的一个下午，一对母女走进我的诊室，妈妈流着泪说："支医生，您一定要救救我们！"

经过交流，得知她们母女都患有同一类似的疾病，身体各部位经常莫名地水肿，而且严重时嗓子也肿，不仅如此，妈妈说她的长子也有类似疾病，而且在2个月前已经离开了她们。

"我们到底得的是什么病呀，真的担心不幸再降临到我们家中……"

安慰了母女俩，我开始仔细询问家中每个人的病史。

母亲今年55岁，从15岁起发病。那是在一次提重物后，她出现了手肿，肿得像馒头一样，当时还以为是因为提重物累着了。3天后水肿就消退了，但奇怪的是，肢体只要有磕碰，就可能发生水肿，有时甚至没有任何原因，也有可能发生水肿。她的水肿特点主要为胀痛，不痒，每年2～3次，即便不用药物治疗，3～4天水肿也会自然消退，因此并未引起重视。

当母亲20岁时，莫名地出现了颜面水肿，依旧没有痒感，且眼睛都睁不开了，很是影响容貌，于是去看病，考虑是由过敏引起的，本地医生开了抗过敏的药物，服药后2～3天，水肿也就消退了。

21岁时，她又出现非常剧烈的腹痛，呈绞痛，呕吐，也不发热，继续至当地医院急诊就医，结果多种化验都正常，仅 B 超显示肠壁有水肿，腹腔有少量腹水，给予补液、抗炎治疗 2 天后，症状缓解。

一波未平，一波又起。她 23 岁时出现了喉咙水肿，再次跑去医院的耳鼻喉科就诊，诊断为"急性咽喉炎"，给予抗炎治疗，2 天后水肿逐渐消退。

此后，她经常不定期地发生四肢、颜面水肿，也多次就诊于当地的皮肤科和风湿免疫科，诊断为"皮肤过敏""外伤"等，均给予抗过敏和消肿等外用药物治疗，感觉并没有什么疗效，因为就算不用药物，持续 3 ~ 4 天也可自行消肿。

其间，这位母亲也曾因为多次剧烈腹痛，到"消化内科""急诊科"就诊，诊断基本上就是"急性胰腺炎""肠梗阻""胃肠炎""急性阑尾炎"等，后来甚至做过阑尾切除术。但术后她的腹痛仍然反复发作，可见还是没有找到根本病因。

更为不幸的是她的长子，在 9 岁打篮球时球体撞到颜面部，遂出现颜面水肿，2 ~ 3 天后缓解。此后，他就像母亲一样，开始间断出现四肢皮肤肿胀，也是 3 ~ 4 天后基本自行缓解。

当孩子成人长到 24 岁时，开始出现咽痛、吞咽困难，医生诊断为"急性咽喉炎""咽喉水肿"，给予抗炎输液，1 ~ 2 天后症状逐渐减轻。此后，他会间断出现四肢皮肤和咽喉水肿，多次到当地医院就医，都诊断为"皮肤过敏""急性咽喉炎"，每次均给予抗过敏及抗炎治疗，所幸每次都能在 3 ~ 4 天后缓解。

但令人遗憾的是，就在来北京协和医院就诊的 2 个月之前，她年满 29 岁的长子再次出现咽部肿胀的感觉，伴有吞咽困难和声音嘶哑，再次到本地医院耳鼻喉科就诊，检查咽部肿胀，依旧诊断为"急性咽喉炎"，给予抗炎治疗后回家观察。可这次，小伙子的症状未得到明显缓解，且在母亲赶回家后已经没有了生命体征。

这次一起就医的女儿，在她 20 岁时也有和母亲、哥哥类似的水肿症状，曾被诊断为"皮肤水肿"，也有喉咙水肿的情况！

妈妈终于意识到她们家的这种疾病可能是一种遗传病，而且敏感地认为，儿子和女儿的疾病可能都遗传于她本人。而这也极大地加重了母亲的精神负担，她无法释怀地认为儿子的去世是自己造成的，并更加担心女儿的情况。因此，她决定无论如何也要找到原因，毅然决然地带着女儿来到北京协和医院变态反应科就诊。

根据患者的病史，我们做了相关检查，对母女重点查了补体 C4、补体 C1 抑制物的浓度和功能，应患者要求还进行了过敏原检查。结果显示，她们的过敏原检查均为阴性，血尿常规和肝肾功能等皆正常，而补体学检查则提示补体 C4、补体 C1 抑制物的浓度和功能都明显低于正常。

结合其家族史，我们认为母女俩的确罹患了一种罕见病"遗传性血管性水肿"，其长子也考虑患有同一种疾病。该疾病并非过敏所致，也不是感染引发，因此抗过敏、抗炎等治疗是无效的，但为什么每次用"抗过敏""抗炎"等治疗后，症状会缓解呢？

事实上，症状缓解并非由于治疗有效，而是此类水肿本身具有自限性，也就是说，不经治疗，一般 3～4 天后也可以自行缓解。但是倘若水肿发生在咽喉部，一旦持续肿胀，则非常容易导致窒息，这很可能便是她长子去世的原因。

诊断明确后，我们建议两位患者均应进行长期预防，避免水肿的发生。只是当时国内仅有达那唑可以被用于长期预防，经过权衡，母亲口服达那唑，同时监测肝肾功能等不良反应；女儿鉴于达那唑的不良反应心存顾虑，选择暂时不服用，但给予密切观察，只要出现喉水肿征兆，如吞咽困难呻吟嘶哑呼吸困难等情况，一定急诊就医。

由于患者家住南方，离北京协和医院较远，我便把自己的手机号给了她们，同时加上了微信，叮嘱万一遇到危急情况，可随时联系我。

2 个月后，我电话随访两位患者。自服药后，妈妈未再发生水肿，在当地医院查肝肾功能均正常。女儿有一次手部肿胀，4 天后完全缓解。于是建议妈妈达那唑逐渐减量，2 个月后再复查。

母女俩 2 个月后再次来我院复查，妈妈的补体 C4、补体 C1 抑制物的浓度和功能均已经恢复正常，女儿的结果仍然很低。其后妈妈的用药逐渐减量，继续观察病情。

大约在接诊后约 5 个月的一个晚上，手机突然响起，一看是妈妈的来电，我的心头一紧，担心是不是她们有什么紧急的情况发生。接通电话，果然是女儿出现了咽喉肿胀、吞咽困难。

原来女儿因为智齿发炎行拔牙术，拔牙约 3 小时后出现了咽喉水肿。尽管她目前只是声音嘶哑，并无呼吸困难，我还是建议耳鼻喉科急诊积极就医，密切观察，必要时做好气管切开的准备。毕竟那个时候，我们还没有急救的药物。

幸运的是，尽管这次没有用药，女儿的水肿没有进一步发展，其后自然缓解。我反复叮嘱，如果再有类似的口腔内操作或者外科手术等，一定要进行短期预防，避免诱发喉头水肿。

经过长期预防，妈妈未再发生水肿。可是女儿由于未用药物预防，仍会间断发生水肿，这也是我非常牵挂患者的原因。

好的消息是，由于遗传性血管性水肿在 2018 年已经被纳入第一批罕见病目录，2020 年年底，我国免疫临床试验引进了长期预防的药物——拉那利尤单抗，拉那利尤单抗没有达那唑的雄性激素副作用，只是价格昂贵。2021 年，我国引进了水肿急性发作期的药物——艾替班特，在水肿发作时，注射约 1 ~ 2 小时后就可起效，控制水肿的进一步发展。

去年 8 月份，我接到那位妈妈的电话，说女儿出现了剧烈腹痛、呕吐，没有发热。这次我建议她注射了艾替班特，约 1 小时后腹痛就逐渐缓解了，女儿后来反馈说如不用药，一般都是需要 1 ~ 2 天以后腹痛才能消失的。

由于拉那利尤单抗已经进入医保，2 个月前女儿用上了拉那利尤单抗进行长期预防，用药后至今未再发生水肿。

完成此稿的 1 周前，我电话随访了母女俩，得知她们近期均未发生水肿，也都备上了急救药。二人都非常高兴地说，自此再也不用担心水肿的情况了。她们的言辞间充满了欢声笑语，家中的氛围也好了，多年来压在心头的石头终于被移除了！

祝愿她们从此可以像健康人一样享受美好的生活。

疾病概述

遗传性血管性水肿，1876 年英国医生 John Laws Milton 首次描述了血管性水肿这一临床症状，当时描述一例患者"肿胀的部位从颞部到眼部，眼部的肿物呈椭圆形，导致眼睛几乎无法睁开"。1882 年德国医生 Heinrich Ireanus Quincke 报道了一系列具有类似水肿的病例，当时称为 Quincke 水肿。1888 年 William Osler 首次报道了遗传性血管性水肿（hereditary angioedema，HAE），当时对此病的描述是"此病具有非常强的遗传倾向，水肿可以发生在任何部位，具有局限性，伴有胃肠道症状"，当时认为该病病因不清。随着对 C1 酯酶抑制物（C1-inhibitor，C1-INH）的认识，才逐渐对其发病机制有了深入了解，并继之研发出了有效的治疗药物。但是 HAE 毕竟为罕见病，至今在医生和患者间认知度仍然很低，因此本病常被误诊、误治，严重影响患者的生活质量和寿命，给家庭和社会带来沉重的经济负担。

升 华

一个重型血友病宝宝的妈妈的心路历程

故事概述

　　本文中的"洋葱"为化名，确诊血友病 A 时 1 岁 8 个多月，临床为重型，按照诊疗规范，需预防治疗。幸运的是，洋葱妈妈是个知书达理、知道如何养育孩子的幼儿教育家。确诊后，她自己主动查阅资料，积极到多家医院求知正确的治疗方法。洋葱的家庭富裕，洋葱爸爸 1 人工作就可以很好地支撑家庭。确诊后，洋葱妈妈放弃了工作，专职照护洋葱。有国家的医保政策护航以及妈妈的精心呵护，洋葱才能够如此顺利地成长。洋葱妈妈亦乐于助人，喜欢公益事业，相信在洋葱妈妈的示范、指导作用下，会有越来越多的血友病儿童加入到合理、规范的预防治疗队伍中来，得以健康快乐地成长。

　　2021 年的 2 月 27 日，正月十六，大节之后的喜庆余温还没散尽，到处洋溢着一片祥和，洋葱妈妈的沉重心情却与其极不相称。这天是周六，门诊患者并不多，只要患儿家长乐于询问，我有较为充足的时间与之详聊。恰好，洋葱妈妈抱着洋葱就是在这个下午走进了我的诊室的，这也是我与洋葱妈妈的初次见面。

　　洋葱妈妈身材高挑，体形偏瘦，扎一个独马尾随意地歪向右侧，她的皮肤白皙，眉清目秀，开口说话时节奏不快不慢，音质动听，颇有一种知性美。但她的眼神困顿且憔悴，明显最近休息不好。她怀抱的洋葱宝贝与妈妈身形接近。

　　"管主任您好，我今天是来办理住院手续的。"她一进到我的诊室就说明来意，"我在这家医院已经就诊好多次了，这十来天我几乎没睡过一个安稳觉，一直在不停地去跑、去问、去查资料，我的洋葱怎么就得了这种病呢？"

"咱们医院诊断之后，我们又去了省肿瘤医院，昨天我还去了北京儿童医院，在那里又做了一次血友病 A 的基因检测，让等结果。"洋葱妈妈接着说："我今天是来办住院手续的，先给洋葱补补Ⅷ因子，把臀部的这个血肿治疗一下。但有些问题我还不是太明白，想再多问问。"

在她说话的同时，我调取了洋葱既往的门诊病历资料，她的儿子洋葱是因为臀部肌内注射后，局部出现了拳头大小的血包，完善检查后便被确诊为重型血友病 A。

"您都咨询很多家医院了，还有什么问题不明白呢？"我轻声问。这种带着孩子已经就诊于几家大医院的家长，对于自家宝贝诊断啥病，心里应该像明镜一样，我推测她肯定是不愿意接受孩子的这个诊断结果，才会继续提出疑问。

"我就纳闷了，为啥家长查的血友病相关基因没有异常，洋葱查的却有问题呢？洋葱的基因是在咱医院查的，会不会是医院查的不太准确？我们有没有可能根本不是血友病啊？"洋葱妈妈像是在咨询，更像是在自言自语。

我心里嘀咕着，尽管医院血研所开展血友病基因检测时间不长，但是他们的工作一向严谨，应该不可能出差错的呀。于是我追问："你们这次去北京儿童医院是不是又查了一次？"

"是的，这次在北京送了第三方检查，我和他爸爸的也都查了。"

"嗯，既然已经又送检了，那就等等结果，复核一下看看。"

"那……重型血友病是不是必须终生用药？不用药的话，长大之后会落下残疾吗？洋葱这么小，针又不好扎，这以后的日子可怎么办呀……"

听得出来，洋葱妈妈从内心深处还是无法接受孩子的这个诊断。的确，患上这种疾病，对孩子和家长而言都是一种痛苦，毕竟这个病的治疗是终生的，伴随而来的便是长久的折磨、无奈的煎熬，家长对孩子健康的担心会持续终生。现在才一岁多的洋葱，此后每周都要经历至少 2～3 次的治疗，的确够妈妈心疼的，接受这个事实也需要有个过程，我能理解她的心情。

"这个病是从母系遗传来的，我们家几代人就没有这种病症，会不会洋葱不是这个病，而是其他问题，而且不是终生的，有这种可能吗？"洋葱妈妈满脸焦虑，依旧重复地说着这个问题。

"您都去了几家大医院了，如果不是血友病，也不太可能不同的医院都给相同的诊断吧。"我耐心地回答着。

"也对。"她似乎明白了什么，没再追问，终于点点头，拿着开好的住院证，走出诊室去为洋葱办理住院手续了。

自此以后，洋葱妈妈成了我门诊的常客，她听从了建议，很规律地一周2次带着洋葱来进行预防治疗。随着交往的深入，我得知洋葱妈妈是搞幼儿教育的，当过知名幼儿园的园长，做过节目主持，写过幼儿教育书籍，还是个地地道道的幼儿教育家。她知书达礼，育子有方，言谈举止有礼有节，说话也干净利落。她总是鼓励孩子表达出自己的想法，并顺势引导、教育。洋葱也特别乖巧，扎针时不哭不闹，虽然1周2次，但才1岁多的洋葱表现得超级配合。我从内心深处是特别佩服洋葱妈妈的，她和洋葱比我坚强。说实话换做是我，也未必有她这样的坚强和理性。

"管主任，北京检查的基因出来了，我们一家都没有异常基因。"大约1个月后的周三门诊，洋葱妈妈面带着疑惑走了进来。

我意识到应该详细向洋葱妈妈解释一下血友病A，这对她内心彻底接受事实，安心给洋葱规范治疗是很有必要的。

"洋葱妈妈，首先您应该明白，血友病A的诊断并不是依靠基因来确诊的。只要孩子有临床症状，实验室检查有Ⅷ因子活性的减低，又不存在Ⅷ因子抑制物，临床上就可以明确诊断为血友病A。您做不做基因检查其实都不影响诊断结果，而做基因检测最大的目的是指导优生优育。"担心她听不清楚，我特地放慢了语速。

"其次，您还要明白，洋葱虽然没有发现血友病的异常基因，并不等于没有异常基因。此外，并不是所有的血友病都是遗传自妈妈，大约1/3的血友病患者是自身基因突变所导致的。您是个文化人，也查了不少资料，肯定已经了解血友病A的基因（FⅧ基因）位于Xq28，由26个外显子和25个内含子组成。"

稍微停顿了一下，我接着说："FⅧ基因庞大，发病机制复杂多样，包括点突变、缺失、插入、倒位及基因重排等。其中多数为点突变，而缺失和插入比较少见。截至目前，在 F Ⅷ 基因突变数据库中有 2000 多种突变记录，即便如此，也只是目前所能认识到的而已，仍有极少数患者受限于目前的检测技术，还没能被甄别，也未被列入其中，洋葱应该就是这类患者。异常基因查到与否都不影响洋葱的规范预防治疗，这个您一定要明白，不建议您再纠结于是不是这个病了，这点对孩子的未来很重要。"

这一次，洋葱妈妈重重地点了点头。

"只有规范地预防治疗，洋葱才能最大获益，况且随着技术的进展，现在就已经有长效因子艾美赛珠了，你听说过吧？只是目前价格太昂贵，以后肯定会降价到普通患者都能用得起的，再后面会不会有口服制剂也说不定呢，况且目前基因治疗也在研究过程中。总之，现在血友病的治疗不比以往无钱也无药，用药已经很方便了，尤其是医保政策特别好，让普通老百姓都能治得起这个病。既然改变不了确诊的事实，那就努力照顾好孩子。再说洋葱也只是缺Ⅷ因子，补上就和正常孩童没有两样的呀。"

这次，洋葱妈妈的眼神变得坚定起来，她说："谢谢管主任，我听您的，有这么好的医保政策，自己孩子患了病，还有政府帮助家长一起治疗，我肯定会规范为洋葱预防治疗的。"

在此后的就诊中，我与洋葱妈妈一直保持着顺畅的沟通和交流，我的工作主要就是鼓励她认清现实，打破幻想，树立信心。

就这样，洋葱妈妈提心吊胆地陪洋葱经过 5 个、10 个……75 个暴露日这些重要时间节点，幸运的是洋葱没有产生抑制物。为规避未知的病毒感染，75 个暴露日之后，洋葱的治疗药物被更换为重组Ⅷ因子。

截至目前，已经近 300 个暴露日了，洋葱的Ⅷ因子抑制物依然为阴性，这就预示着宝贝今后几乎没有产生抑制物的可能性，对此洋葱妈妈非常开心。要知道，在重型血友病 A 的治疗过程中，一旦出现抑制物，就会导致补充Ⅷ因子无效，出血之事便时常发生，而消除抑制物的治疗又非常困难。万幸，洋葱躲过了这一关。

随着年龄的增长，活动量及活动范围逐日加大，为保证洋葱快乐地成长，结合Ⅷ因子在其体内的代谢曲线，在我的建议下，洋葱妈妈将每周 2 次的治疗频率改成了每周 3 次。

孩子的健康是治愈妈妈的良药，洋葱妈妈的低迷状态不仅彻底消失了，还配合我院成立了"儿童医院血友病家长互助小组"，她成了互助小组的组长。除了管理洋葱的日常，洋葱妈妈还为其他同病相怜的小朋友做了大量工作。她经常帮助血友病患儿解决问题，积极为血友病患儿群答疑解惑，配合医院科室组织、学习家庭治疗常识及注射方法，推进其他患儿的规范化预防治疗工作，及时给予其他患儿及家长心理辅导……逐渐变成了医院的得力助手、血友病患儿及家长的贴心人。

在洋葱的身上，我们看到了血友病宝宝的家长从逃避抗拒的焦虑，到心甘情愿地付出，再到无私助人的升华。

血友病的治疗不仅仅需要医院的专业指导，更需要家长对相关知识的了解和对出血危险信号的识别能力。患儿的健康成长离不开家长的精心呵护与正确的心理引导，尤其是妈妈，在此病的治疗中很重要。

就像洋葱妈妈喜欢的那句犹太谚语：上帝发现自己不是无所不能，于是创造了妈妈。相信洋葱在妈妈的精心呵护下一定会快乐健康、茁壮成长。

疾病概述

血友病（hemophilia）是一种 X 染色体连锁的隐性遗传性出血性疾病，可分为血友病 A（hemophilia A，HA）和血友病 B（hemophilia B，HB）两种。前者为凝血因子Ⅷ（FⅧ）缺乏，后者为凝血因子Ⅸ（FⅨ）缺乏，均由相应的凝血因子基因突变引起。

那 个 秋 天

先天性肾上腺发育不良两兄弟是罕见病行医路上的指引者

故事概述　　本例患者小王及其弟弟小时候均因全身皮肤色素沉着及恶心、呕吐而诊断为肾上腺皮质功能减退症，先天性肾上腺皮质功能减退症最常见的病因之一是 21- 羟化酶缺陷症，限于患者起病年龄早（超声判断肾上腺增生）和当时的医疗经济情况，初诊医生诊断先天性肾上腺皮质增生症（21 羟化酶缺陷症），但男性 21- 羟化酶缺陷症多表现为同性性早熟，从而影响终身高，故与小王的临床表现不符。小王的弟弟临床表现更具"迷惑性"，幼年起病，同时存在肾上腺皮质功能减退症和性早熟，哥哥是 21- 羟化酶缺陷症，但小王弟弟到青春期发育时处于"停滞状态"，而骨骺已闭合。当这些疑问无法用 21- 羟化酶缺陷症解释时，我们再重新评估，很快找到线索，比如肾上腺纤细、17 羟孕酮偏低、下丘脑垂体性腺轴的功能差，从而抽丝剥茧找到了真正的病因。

　　叙述医学征集马上就要截稿了，我却一直在为该写哪个疾病而纠结，因为每一个罕见病患者的背后都有讲不完的故事，也都充满了患者求医过程的辛酸和艰辛。

　　坐在返程的高铁上，看着窗外的风景，我的脑海中像过电影一样想着这些年从事内分泌罕见病的经历，思绪一下子飘到了 2014 年的那个秋天、那个值班的中午……

　　那是 9 月，一个很普通的值班的中午。忙碌了一上午，我的肚子咕噜噜地叫着，提醒自己该去吃饭了。看看时间，是 13：15，如果这时候飞奔餐厅，我觉得还是可以寻到些"残羹冷炙"的。然而，就在脱白大衣的瞬间，一个学生匆匆进来说："老师，门诊急诊大厅有一个男性，22岁，长期应用激素，最近停药大概1周，恶心、呕吐，血钠124 mmol/L，请您过去急会诊看看。"

时间就是生命，急诊要求我5分钟之内赶到，这饭肯定是要凉了，但肾上腺素的飙升已经抑制了迷走神经引起的胃肠蠕动，倒是也不饿了。我边往急诊走边思考那位患者应该是肾上腺皮质素减低，估计还有其他科的疾病，长期应用激素，停药有了反应，其实这种情况急诊科大夫蛮可以自己处理。

但当见到患者的瞬间，我震惊了。时至今日，我还能清晰地回忆起初次见到小王的场景，他蜷缩地躺在担架上，双下肢半露在外面，目测身高在180 cm以上，偏瘦，没有想象的满月脸（激素脸）。当时，他时不时地会朝着地上的盆儿吐上两口，整个人皮肤发黑，一开口说话，呈蓝黑色的牙龈格外引人注目。再仔细查看他的四肢关节，发现褶皱的地方更黑！还有些不放心，我又查看了他的乳晕——也是黑色的。

此刻，我的心里已经有了谱，于是单枪直入地问道："小伙子，你患'先天性肾上腺皮质增生'多少年了？吃的什么激素，为什么停药？"

小伙子支支吾吾地说："我不知道自己得的是什么病，但从小在很多医院都看过病（找的都是权威医院、权威专家），一直吃氢化可的松片，实在是太烦了，最近才停了1周……"

小伙子的回答更坚定了我的推断，我对旁边的急诊科实习学生说："他的血压不高吧？仔细看那牙龈和乳晕，是不是比正常人黑？这是肾上腺皮质功能减退症的表现。从小就吃激素，血压不高，外观正常，21-羟化酶缺陷症的可能性大。这是一种常染色体隐性遗传性疾病，是由于参与肾上腺皮质激素合成的酶发生突变，导致合成类固醇激素障碍……现在停药导致肾上腺皮质功能不全，再不处理就会变成肾上腺皮质危象，所以建议先到内分泌科，我们再明确一下诊断。"

看着学生连连点头，一脸的崇拜，我的内心也很欣慰。

患者收入病房后，一切按照预期进行。通过病史采集，小王告诉我，他7岁时因牙龈、肘关节褶褶处色素沉着明显，伴发热、恶心、呕吐，在我院查促肾上腺皮质素（ACTH）高，皮质醇低，诊断为"先天性肾上腺增生"，其后到大医院诊断"21-羟化酶缺陷症"，一直服用氢化可的松，但没再去医院复诊过。

我们给小王用上氢化可的松后，他的症状也逐渐缓解，例行的体格检查显示，身高190 cm，血压110/80 mmHg，Addison表现：牙龈呈蓝黑色，手足、肘关节、乳晕色素沉着。但进一步查体发现小王的第二性征发育明显与成人不符：唇上无须，喉结不突出，阴毛、腋毛缺如，阴茎长7 cm，双侧睾丸体积约6 mL，Tanner分期P2G2-3。追问家族史，父母非近亲结婚，父亲身高174 cm，母亲157 cm，有2弟，大弟出生后1天死亡，死因不明；二弟目前13岁，10个月时诊断"21-羟化酶缺陷症"，长期口服"氢化可的松"。

家系图画出后，我之前的得意心慢慢消失了，因为单纯的"21-羟化酶缺陷症"解释不了该患者的第二性征发育问题，难道之前的诊断是错误的吗？不过初出茅庐的我若想要挑战既往的权威，不免还是有些胆怯，我只能告诉小王及其父母，让小王弟弟也过来，小王的有些症状21-羟化酶解释不了，可能牵涉到以后的生育问题。

小王和其父母都是豫北普通的农民之家，当听到儿子还可能不能生育，小王妈妈失控了，她近乎卑微地哭着告诉我，自己生了三个孩子，一个夭折，两个都有"遗传病"，自己在村里抬不起头，所以恳求我救救他们。同样从农村走出的我，深知传宗接代对这样一个家庭的重要性。

小王弟弟很快也办理了住院，病史也很简单：10个月大时皮肤发黑似哥哥，不同的是伴阴茎勃起、阴毛出现，查血中ACTH高、皮质醇低，至大医院诊断"21-羟化酶缺陷症"，和哥哥小王一样开始吃氢化可的松片。体格检查：身高162.5 cm，血压112/75 mmHg。Addison表现：牙龈呈蓝黑色，手足、肘关节、乳晕色素沉着，唇上有小须，阴茎长约10 cm，双侧睾丸大小10 mL，左侧睾丸38 mm×19 mm×12 mm，右侧睾丸39 mm×19 mm×13 mm。Tanner分期P3-4G3-4。

现在面临的第一个问题：他们究竟是不是21-羟化酶缺陷症？

21-羟化酶缺陷症属于常染色隐性遗传，典型特点有三点。其一，原发性肾上腺皮质功能不全和肾上腺增粗；其二，雄激素增多，阴毛早现、阴茎增大、易勃起、外周性性早熟、生育能力下降；其三，终身高变矮，男性常被忽略。

小王弟弟的症状可以解释，但小王 190 cm 的身高和发育欠佳的第二性征很显然不能用 21- 羟化酶缺陷症解释。很快我们给兄弟俩完善了促肾上腺皮质激素和皮质醇节律、性激素系列和肾上腺 CT，结果显示兄弟俩的 17 羟孕酮（17OHP）均明显偏低，肾上腺呈萎缩状态。至此，我终于可以很肯定地告诉小王及其家人，他们不是 21- 羟化酶缺陷症。

那又是什么呢？我将兄弟俩的相同点汇总一下发现了四个特征。首先，Addison 诊断明确；其次，家系图提示 X- 连锁遗传方式；再次，均为肾上腺萎缩；最后，均存在性腺发育异常，哥哥第二性征发育不全 / 弟弟性早熟。对照着 Addison 的病因，很快先天性肾上腺发育不良这个疾病浮现在脑海中。

先天性肾上腺发育不良（AHC）属于 X- 连锁或常隐遗传，为 Xp21 染色体上 DAX-1（NR0B1）基因编码 DAX-1 蛋白功能障碍所致，而该基因在下丘脑、垂体、肾上腺、性腺（睾丸 / 卵巢）均有表达，故经典的表现是 Addison 和低促性性腺发育不良。我们进一步评估了兄弟俩的性腺轴，小王虽然 22 岁，但骨骺仍未闭合，性激素示雄激素偏低，卵泡刺激素（FSH）、黄体生成素（LH）不高，GnRH 兴奋试验（达必佳）提示垂体储备功能差，所以小王临床诊断 AHC 明确。但小王 13 岁的弟弟骨骺已闭合，睾酮正常偏低，FSH、LH 不高，GnRH 兴奋试验（达必佳）同样提示垂体储备功能差，这能诊断 AHC 吗？

我犹豫了，如果用一元论解释，小王弟弟应该也是 AHC，但同为胞兄弟，表现为什么差别如此之大呢？如果下一步再想揭开谜底，基因诊断是必走之路，但基因检测数千元的费用对这个普通的家庭可是一笔不小的支出。

我小心地向小王的父母讲了自己的怀疑和下一步要做的检查，小王父母说需要考虑一下。大约半个小时后，他们同意做这项检查，但看着他们的表情，我知道这对于他们而言真的是捉襟见肘。当我把我的想法和打算汇报给我的上级大夫张老师时，她竟然说："患者太穷，钱我来掏，你要做的是找到足够证据来解释同病不同表现的原因"。

感谢张老师的慷慨和教导！

接下来的日子我疯狂地查找相关资料，来寻找 AHC 是否可以出现性早熟。功夫不负有心人，我真的找到了相关信息，如日本 Katsumata K 1997 年曾报道 1 例 AHC 患者，15 个月时诊断中枢性性早熟，予甲羟孕酮和 / 或环丙孕酮治疗至 13 岁，青春期不能正常发育，随后检查提示低促性腺激素性性腺功能减退症（HH），这个案例和小王的弟弟类似。同时，基因结果也证实了我们的推测，小王和他的弟弟都是由 DAX-1 第一外显子出现突变。但胞兄弟出现相反的症状确实未见报道。诊断明确后，我们给小王加用人绒毛膜促性腺激素（HCG），随访效果也一直不错。

在以后的工作中，我又诊断了好几例类似患者，而对于任何一个年幼诊断 Addison 的患者，我都会密切随访。虽然临床经验在不断提高，但 2014 年那个秋天诊断小王的这个病例一直深深印刻在我的脑海中，它让我对罕见病产生了浓厚的兴趣，同时也在告诫我对于罕见病，要随访；对于临床上遇到的任何问题，要想着用一元论解释。

那个秋天，改变了小王的诊断，甚至改变了小王的命运。那个秋天，也明确了我的努力方向，让我坚定地走上了罕见病的行医之路。

疾病概述

先天性肾上腺发育不良（congenital adrenal hypoplasia，adrenal hypoplasia congenita，AHC）是由 DAX-1 基因突变导致的 X 染色体连锁隐性遗传病。DAX-1 基因也称为 NR0B1 基因，主要在下丘脑、垂体、肾上腺以及性腺中表达，影响类固醇激素的合成及相关器官发育。该类患者除表现为肾上腺功能减退外，通常会合并嗅觉正常的低促性腺激素性性腺功能减退症（HH），即促性腺激素分泌减退所致的青春期第二性征不发育。